Everything You Need to Know about HIV/AIDS

HIV/AIDS 防治科普读本

丛书主编 胡以国

主 审 曾 锐
主 编 谭文丽 周凌云 金泓宇
副主编 吕秀梅 何 谦 张 蔓 李 波

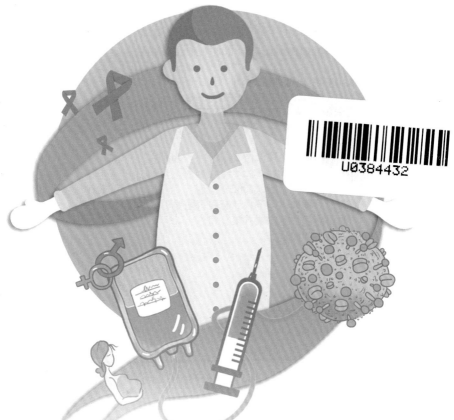

U0384432

本书由四川省科技厅科普项目2020JDKP0080
及四川省科技厅科技创新（苗子工程）项目2020079支持出版

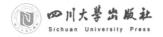

四川大学出版社
Sichuan University Press

项目策划：周　艳
责任编辑：张　澄
责任校对：谢　瑞
封面设计：孙至洁
责任印制：王　炜

图书在版编目（CIP）数据

HIV/AIDS 防治科普读本 / 谭文丽，周凌云，金泓宇
主编 . — 成都：四川大学出版社，2020.12
　　ISBN 978-7-5690-4062-3

　　Ⅰ．①H… Ⅱ．①谭… ②周… ③金… Ⅲ．①获得性
免疫缺陷综合征－防治－普及读物 Ⅳ．① R512.91-49

中国版本图书馆 CIP 数据核字（2020）第 264302 号

书名	HIV/AIDS 防治科普读本
	HIV/AIDS FANGZHI KEPU DUBEN
主　　编	谭文丽　周凌云　金泓宇
出　　版	四川大学出版社
地　　址	成都市一环路南一段 24 号（610065）
发　　行	四川大学出版社
书　　号	ISBN 978-7-5690-4062-3
印前制作	四川胜翔数码印务设计有限公司
印　　刷	四川盛图彩色印刷有限公司
成品尺寸	148mm×210mm
印　　张	5.25
字　　数	130 千字
版　　次	2021 年 2 月第 1 版
印　　次	2021 年 2 月第 1 次印刷
定　　价	35.00 元

◆ 读者邮购本书，请与本社发行科联系。
　　电话：(028)85408408/(028)85401670/
　　(028)86408023　邮政编码：610065
◆ 本社图书如有印装质量问题，请寄回出版社调换。
◆ 网址：http://press.scu.edu.cn

四川大学出版社
微信公众号

《HIV/AIDS防治科普读本》编委会

The University of Tokyo

　　陈鹏文

University of Strasbourg

　　詹羞月

四川省医学科学院/四川省人民医院

　　孙　颖

成都市妇女儿童中心医院

　　周　辉

上海市公共卫生临床中心

　　林逸骁

云南省第一人民医院/昆明理工大学附属医院

　　杨帅峰

云南省疾病预防控制中心

　　李雪华

成都市教育科学研究院

　　谭文丽

编写助理

Lexington Christian Academy

　　蓝泉博

四川省洪雅中学校

　　骆　蕊

编写秘书

四川大学华西医院

　　王新雨（兼）　任如钰（兼）

四川大学轻工科学与工程学院

　　孙至洁（兼）

前言

　　艾滋病，又称获得性免疫缺陷综合征（ａｃｑｕｉｒｅｄ immunodeficiency syndrome，AIDS），是一种对人体危害极大的传染性疾病。它是由人类免疫缺陷病毒（human immunodeficiency virus，HIV）引起的慢性传染病，该病毒主要攻击人体免疫系统中的CD4$^+$ T淋巴细胞，从而使人体免疫功能下降，最终导致人体发生各种严重的机会性感染和肿瘤。

　　世界卫生组织（WHO）2010年的报告显示，每天有超过7000人感染HIV。我国2017年的统计结果显示，HIV感染的死亡率高达1.1053/100000。由此可见，艾滋病是一种传播范围广、死亡率极高的传染病。对于如此高危的传染病，大众不仅需要了解其传播途径，以避免感染或及时采取阻断措施，更需要了解感染后可能出现的症状及表现，从而在早期获得医疗帮助，避免正常生活受到影响。

　　艾滋病在全世界各地区均有流行，97%以上集中于中、低收入国家和地区，但近年来，随着国际旅游业的发展和经济贸易往来的增多，各个国家和地区之间的人员流动频繁，HIV的传播也越来越广泛。在我们生活的现代社会，逐步加快的生活节奏意味着我们每个人与他人接触的机会都会增加，在密集的人员流动及接触中，正确认识AIDS、掌握HIV相关的基本知识，对于维护生命健康十分重要。

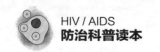

　　部分人对AIDS患者及HIV感染者唯恐避之不及，而某些患者/感染者也对HIV/AIDS有负面看法，认为感染HIV是生活作风不良的结果，这种消极的看法可能导致患者/感染者不能及时就医，或不按照医嘱采取抗病毒及抗感染治疗，从而导致不良临床结局。但这其实是由于大众对HIV的认识不够深入而产生的误导。HIV主要存在于AIDS患者及HIV感染者的精液、阴道分泌物、乳汁、血液等体液中，可通过性传播、血液传播和母婴传播（指感染HIV的母亲在妊娠、生产和母乳喂养的过程中将病毒传播给胎儿或婴儿）。其中，静脉注射吸毒是血液传播的主要途径，近年来，与已感染HIV的性伴侣发生高危性行为已成为感染HIV的主要风险因素。同时，输入被HIV污染的血液及血制品、进行某些介入性医疗操作等也可导致感染，这就需要人们对HIV的传播方式有更深入的认识。

　　由以上可知，HIV是一种威胁全人类的高致死率病毒，不论是为了保护自身不受感染，还是为了保护患者/感染者的心理健康，我们每个人都应该正确认识、面对它。

　　根据以上需求，本书主要针对处于HIV感染高风险地区的人群、有感染HIV高风险因素的人群、AIDS患病人群，详细介绍了HIV这种病毒，并从临床角度系统地介绍了AIDS的流行病学、传播途径、防治措施及临床症状等内容。

　　为了加深读者对于HIV感染及发病机制的理解，本书本着科学严谨的态度，以简单、直白、通俗易懂的语言，全面而详细地解释了HIV的微生物学、内科学、病理生理学等方面的相关内容，与此同时，针对当前有关HIV起源及"鸡尾酒"疗法等热门话题，本书也在有关章节做出了详尽的解答。希望读者可以从本书中了解HIV的起源及目前最新的研究成果，对HIV的认识不再停留于所谓的常识层面,而是从更深刻的医学角度掌握其特点。

本书在文字叙述的基础上还插入了许多模式图、思维导图及形象的漫画,以加深读者对文字内容的理解和记忆,体现了知识的层次性,增加了书籍的可读性和观赏性。

本书参考了《内科学》(人民卫生出版社,第9版)、《医学微生物学》(人民卫生出版社,第8版)、《病理生理学》(人民卫生出版社,第9版)、《传染病学》(人民卫生出版社,第9版)等权威书籍,着眼于大众所需了解的HIV相关知识,增加了对感染HIV后应当采取的措施及诊治流程的说明,力求通过本书将HIV的知识普及给每一类人群。

在本书付梓之际,我们对四川大学华西医院感染性疾病中心、肝脏外科/肝移植中心、四川大学华西第二医院产科、成都市妇女儿童中心医院、成都市教育科学研究院在本书编写及出版过程中给予的帮助表示感谢。同时,我们也非常感谢四川大学轻工科学与工程学院孙至洁对于本书中插图的绘制、修正及美化。此外,我们也对参与本书编写、排版及审校工作的各位同学及老师表达真诚的谢意。

我们本着严谨、科学、求实、精益求精的态度参与编写,但由于时间仓促及学识有限,本书难免存在疏漏,望广大读者批评指正。

目　录

第一章 HIV/AIDS的起源与研究进程

第一节 HIV与AIDS

艾滋病，又称获得性免疫缺陷综合征（a c q u i r e d immunodeficiency syndrome，AIDS），是因为感染了人类免疫缺陷病毒（human immunodeficiency virus，HIV）而产生的一种综合征，HIV最早于1983年由一位法国科学家从患者的淋巴结中分离得到，并在1984年确定感染HIV会导致AIDS，1985年发明的酶联免疫吸附试验（ELISA）可以检测人体内产生的对抗HIV的抗体，从而可以诊断人体是否感染了HIV。但是，确诊HIV感染并不意味着患有AIDS，当人体感染HIV后，若不干预，会经过一个漫长的疾病发展过程，最终发展为AIDS。

一、HIV感染分期

HIV感染的进展非常缓慢，目前HIV感染分期采用1993年美国疾病控制与预防中心（CDC）标准，该标准一方面基于HIV感染者的临床情况（分为A、B、C三期），另一方面基于HIV感染者的外周血CD4$^+$ T淋巴细胞计数情况（分为1、2、3三期），共

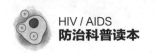

将感染者分为9类（表1-1），其中处于临床C期的感染者或者外周血CD4⁺T淋巴细胞计数＜200/μl的感染者为AIDS患者。

表1-1 HIV感染分期

外周血CD4⁺T淋巴细胞计数分期	临床分期		
	A	B	C
1期：外周血CD4⁺T淋巴细胞计数≥500/μl	A1	B1	C1
2期：外周血CD4⁺T淋巴细胞计数200~499/μl	A2	B2	C2
3期：外周血CD4⁺T淋巴细胞计数＜200/μl	A3	B3	C3

1.临床A期　包括以下情况：HIV感染但没有任何症状；持续性全身淋巴结肿大；有相关临床表现或者感染者的病史符合原发性（急性）HIV感染，即出现发热、全身不适、头痛、厌食、恶心、肌肉疼痛、关节疼痛、淋巴结肿大、皮疹，这些症状一般持续1周至数周后自然缓解。

2.临床B期　指感染者没有临床C期的表现，但出现了与HIV感染有关的、提示细胞免疫缺陷的临床表现，或者出现了医生认为需要处理的HIV感染并发症，包括杆菌性血管瘤病，口咽部念珠菌病，复发、持续或疗效不佳的外阴阴道念珠菌病，中重度宫颈发育异常，宫颈原位癌，持续超过1个月的发热（≥38.5℃）或者腹泻，口腔毛状白斑病，带状疱疹发作超过1次或者累及超过1个皮肤区，特发性血小板减少性紫癜，李斯特菌病，并发输卵管、卵巢脓肿的盆腔炎，周围神经病等。

3.临床C期　指感染者确诊下列疾病之一：气管、支气管、肺部念珠菌病，食道念珠菌病，侵袭性宫颈癌，弥漫性或肺外的球孢子菌病，肺外隐球菌病，持续超过1个月的慢性肠道隐孢子球菌病，肝、脾、淋巴结以外的巨细胞病毒病，导致视力丧失的巨细胞病毒视网膜炎，HIV相关性脑病，病程超过1个月的慢性溃疡、支气管炎、肺炎或食道炎，单纯性疱疹病毒感染，弥漫性或肺外组织胞浆菌病，超过1个月的慢性肠道等孢球虫病，卡波西肉瘤，Burkitt淋巴瘤，免疫母细胞淋巴瘤，原发性脑淋巴瘤，弥漫性或肺外鸟型分枝杆菌复合群感染，弥漫性或肺外堪萨斯分枝杆菌感染，由其他分枝杆菌或未分类的结核分枝杆菌引起的弥漫性或肺外结核分枝杆菌病，肺部或肺部以外的结核病，肺孢子菌肺炎，复发性肺炎，进展性、多灶性脑白质病，复发性沙门氏菌败血症，脑弓形虫病，HIV引起的消耗综合征。

值得注意的是，HIV感染者经过正规的高效抗逆转录病毒治疗（HAART），其寿命可得到有效的延长，生存质量能有所提高。而青年及中年HIV感染人群通过HAART和预防机会性感染治疗，可以延长20~50年的寿命。

二、CD4$^+$ T淋巴细胞计数与AIDS

通过上文可得知，处于临床C期的HIV感染者或者外周血CD4$^+$ T淋巴细胞计数 < 200/μl的HIV感染者为AIDS患者，那么，为什么外周血CD4$^+$ T淋巴细胞计数 < 200/μl的HIV感染者是AIDS患者呢？

CD4$^+$ T淋巴细胞能够促进B细胞、T细胞以及其他免疫细胞的增殖与分化，协调各类免疫细胞之间的相互作用，而HIV进入人体后主要侵犯CD4$^+$ T淋巴细胞，使其数量逐渐减少。原发HIV感染者依靠自身的免疫力可消灭部分HIV，使得体内的CD4$^+$ T淋巴细胞减少速度变缓（CD4$^+$ T淋巴细胞计数处于200/μl及以上），

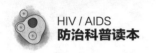

该状态可保持长达十年，但若未经有效的治疗，HIV感染者的CD4$^+$ T淋巴细胞减少至 < 200/μl时，其免疫功能就会出现缺陷，即发展成为AIDS。

第二节　HIV起源与流行

自从HIV首次被发现，其出现、流行传播以及独特的致病性一直是人们密集研究的课题，研究至今，HIV相关的谜团正一步步被揭晓，而科学界对于HIV的探索也从未停止，仍在继续前进。

猿类等灵长类种群中携带与HIV高度相似的病毒——猴免疫缺陷病毒（simian immunodeficiency virus，SIV），该病毒也会引起猿类产生免疫缺陷，从而出现类似人感染HIV后的临床表现，但在大部分的灵长类种群中，SIV并不会对宿主造成伤害。

HIV又分为HIV-1、HIV-2两种型，其中HIV-1导致了全球范围的大部分HIV感染，HIV-2仅流行于非洲西部地区。HIV-1又被分为M组、O组和N组，其中M组是全球感染的主要组，O组相对少见，N组则很罕见，在我国流行的主要为HIV-1 M组。

一、HIV-1的起源与流行

长期以来，HIV-1一直被怀疑源于黑猩猩，但是因为缺少相应的实验对这一猜想进行证实，HIV-1的起源成了一个悬而未决的问题。近年来有研究者通过对野生猿种群进行非侵入性测试对该看法进行了证实。HIV-1 M组、HIV-1 N组、HIV-1 O组被证实源于非洲的猿类。此外，相关研究者还推测HIV-1 M组可能源于喀麦隆东南部的布巴河、恩戈科河和桑哈河沿岸地区；HIV-1 N组可能源于喀麦隆东南部的Dja生物圈保护区的附近地区；而目前尚未推测出HIV-1 O组的直接起源地，目前认为这种亚型大约源于非洲的西部地区。

那么，HIV-1是如何跨越物种，从猿类传播至人类的呢？目前共有三种相关假说。

1. "猎人"假说 该学说是目前被国际较为接受、较为认可的一种学说。在非洲地区，野生动物是当地居民的重要肉食来源，因而当地野生动物的捕杀量非常大，而黑猩猩作为野生动物之一，也是当地猎人的捕杀对象之一。在猎人捕杀黑猩猩的过程中，不可避免地会接触黑猩猩的血液，比如猎人的伤口与黑猩猩被捕杀时流下的血液接触，猎人就可能被黑猩猩携带的SIV感染。另外，灵长类动物受伤时，其血液也可能暴露在丛林中，从而感染正在捕猎的猎人。在种种偶然的情况下，SIV从猿类传播到人类身上，部分适应了人体的SIV一步步突变成可以感染人类的病毒，也就是HIV-1。而这种灵长类动物传染病经由猎人传播至人类的情况，至今仍然存在。有相关报道显示，在喀麦隆地区仍有约1%的猎人会感染一些特定的灵长类动物的疾病。

2. 脊髓灰质炎疫苗假说 该假说目前具有较大的争议，因为该假说认为HIV-1的转移和扩散源于一起重大的医源性事故，由爱德华·胡珀在《河流》一书中提出。胡珀认为20世纪50年代后期，研究者为了大量生产脊髓灰质炎疫苗，在现在的刚果、卢旺达、布隆迪地区用已经感染SIV的黑猩猩的肾细胞培养了大量的脊髓灰质炎病毒用于生产疫苗，并用于当地居民身上。大部分人对此假说持质疑态度，首先，脊髓灰质炎病毒用于生产的疫

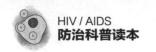

苗是一种口服疫苗，人的口腔与食道黏膜对病毒具有良好的屏障作用，SIV和HIV-1需要通过血液传播；其次，许多学者认为当地的黑猩猩并没有感染过与HIV-1亲缘关系相近的SIV毒株；此外，美国费城的威斯塔研究所于2000年提供了一瓶当时使用的脊髓灰质炎疫苗进行检测，并未发现被HIV-1或SIV感染的迹象，且通过进一步的实验证实，当时采用的是猴肾细胞进行疫苗生产，而不是黑猩猩的肾细胞，猴肾细胞并不会感染SIV或HIV-1。但是，这些证据不足以推翻脊髓灰质炎疫苗假说，该假说的真实性也尚待进一步验证。

3.殖民假说　该假说由吉姆·摩尔提出，19世纪末20世纪初，外来殖民者统治着大部分非洲地区。部分地区的殖民者将大多数当地居民集中于食物短缺且卫生条件不好的劳动营中，并将一些已感染SIV的黑猩猩当作他们的食物，此时的当地居民因大量的体力劳动与食物摄取不足而免疫力低下，从而更易感染SIV。

病毒如何跨越物种从猿类传播至人类身上，从上述三种假说中可见一斑，那么，HIV-1又是如何在人群中传播开来甚至分布全球的呢？目前也有相关的推论。

在20世纪50年代，一次性注射器已经被多数地区广泛使用，但当时的部分非洲地区经济落后、医疗设备不足，尚未广泛使用一次性注射器。因此，部分已感染HIV-1的居民就医时所使用的针具未经有效消毒又被大量用于未感染HIV-1的居民，从而一传十、十传百，使得许多非洲居民因此感染HIV-1。此外，当时在非洲避孕套尚未得到广泛使用，不加防护措施的性行为以及同时存在多个性伴侣的现象屡见不鲜，这在一定程度上进一步扩大了当地HIV-1感染人群的范围，因此，HIV-1在非洲地区传播开来。

在非洲地区居住的其他地区人群可能通过使用不洁针具、进行未加防护的性行为感染HIV-1，并在回国后传播给当地其他人群。由此，HIV-1随着战争、全球化等一步步扩散到了全球各地。

二、HIV-2的起源与流行

HIV-2首次发现于1986年。当时在非洲西部发现了一种与HIV-1形态相似但抗原不同的病毒，研究者将其命名为HIV-2。该病毒也可导致感染者产生与HIV-1感染者相同的临床症状，但大部分感染者并不会发展为AIDS患者。此外，HIV-2在感染者体内的载量较HIV-1少，其传播性也低于HIV-1，因而在母婴之间几乎不会传播，所以HIV-2主要在非洲西部地区流行。据相关统计显示，HIV-2整体流行率正在下降，且在大多数非洲西部地区，HIV-2正在被HIV-1取代。

有关HIV-2的起源最早于1989年被提出，当时的研究者认为它源于白枕白眉猴，目前该观点已通过比对非洲西部人群携带的HIV-2菌株与白枕白眉猴携带的SIV菌株（SIVsmm）而得到证实，SIVsmm不会对其自然宿主造成不良影响。在许多非洲西部地区，白枕白眉猴通常因被当作"农业害虫"而被猎杀，这为HIV-2从白枕白眉猴传播至人类提供了条件。

三、HIV在中国的流行

从1985年第一次于我国发现HIV感染者至今，已经过去了三十多年，HIV感染者的数量也从当时的寥寥几例上涨至如今的上百万例，那么，HIV是如何在我国传播开来的呢？

1.20世纪80年代末的云南 20世纪80年代，毒品在云南逐渐

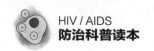

流行，使得一些地区的静脉注射吸毒者数量上涨。与此同时，云南省卫生防疫部门开始对HIV感染有所警惕，逐步开始给HIV感染的高危人群（包括静脉注射吸毒者、性工作者、性滥交者以及部分流动人口）进行HIV血清学检测。截至1989年10月，共检测出约80位HIV感染者，而截至1989年年底，检测出的感染者人数上升至140多名。

截至1991年，云南HIV感染者的主要传播途径是静脉注射，占比高达79%。配偶受到感染的情况也开始出现，该类病例的数量呈逐年上升的趋势。此外，研究者通过进行HIV分子流行病学的调查发现，在我国云南省的吸毒人群中，HIV具有两个亚型，即HIV–1 B亚型和HIV–1 C亚型，这两种毒株发生交叉重组，出现了重组毒株的流行。在我国的HIV感染者中，研究者发现了2种重组毒株，即CRF07–BC与CRF08–BC。并有研究表明，CRF07–BC毒株有两条传播路线，一条是从新疆传播至辽宁、江苏、黑龙江、北京、广东等地，另一条则是从云南传播至台湾等地；而CRF08–BC毒株则从云南向东北传播至辽宁、向东传播至广西，在此之后逐步散播至全国。

2.献血供血传播HIV 1990年颁布的《中华人民共和国艾滋病预防和控制中期规划（1990—1992）》中曾提到，由于目前中国HIV感染率较低，不需要花费大量经费去检查每一个献血员，而应根据对献血员进行哨点监测的结果确定是否需要进行献血员的HIV常规的筛选。该政策与1988年颁布的《卫生部关于整顿血液制品生产管理的通知》中的要求（必须对献血员进行HIV抗体检测）互相矛盾。因而在当时，除了云南省以及北京、上海、广州等地，我国大部分地区还因为医疗卫生资源有限而未对献血员进行HIV抗体检测。于是，病毒便随着带有HIV的血液或者血制品的使用传播开来。随着《中华人民共和国献血法》《血站管理办法》等一系列有关血液安全管理法律和法规的落实，献血供血传播HIV的方式被有效阻断。

3.流动人口传播HIV 自改革开放以来，我国的城市化进程日益加快，交通出行日益便捷，地区间的人口流动也随之日益频繁，这在一定程度上促进了经济的发展，但同时也使得传染性疾病开始跨地区流行，HIV也在无形之中随着人口流动在各个城市与乡村之间传播。随着城市化进程的加快，我国的流动人口数量迅速增加，且有统计数据表明，在我国已经发现的HIV感染者中，流动人口所占比例较高。由于流动人口大多处于性活跃期，并且缺乏有关性病和HIV感染的知识和防范意识，较容易发生一些高危性行为。于是，部分流动人口便会成为感染和传播HIV的高危人群，但他们并不知道自己属于HIV感染的高危人群。曾有一项对上海外来流动人口的调查显示，大约只有1/3的外来流动人口知道可以做免费的HIV抗体检测，但其中大部分人并不知道应该在哪里做HIV抗体检测，而他们不关心HIV检测机构的主要原因是认为自己并不会感染HIV。除此之外，部分已感染HIV的外来流动人口会因为其本身属于外来人口而受到流入地当地人口的歧视，因而他们不愿意"暴露"自己，这使其被重复感染、感染他人或感染其他传染病的风险大大提升。在对上海外来流动人口的调查中显示，大约有2/3的调查对象不愿意接受HIV抗体检测，因为他们担心别人怀疑自己感染了HIV而受到歧视。

总而言之，由于20世纪80年代HIV逐渐在云南流行，当时多地区未进行献血员HIV抗体检测，流动人口逐年增多，我国的HIV感染人群就此逐年增多。

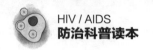

第三节　首例AIDS患者

据统计，截至2016年，全球死于AIDS的人数已逾3200万。截至2018年，我国累计报告HIV感染者已达100多万例，其中死亡病例数达26.2万例，而每年预计的HIV新发感染者约为8万例，种种数据都向我们展现了HIV感染形势的严峻性。那么，世界上的第一位AIDS患者是谁呢？我国境内的第一例AIDS患者又是谁呢？他们是如何被发现的？通过前文，我们已经初步了解了HIV的起源与流行过程。接下来，让我们来一同了解世界以及我国境内的首例AIDS患者。

一、世界首例AIDS患者

有关于世界上的第一例AIDS患者的报道出现在1981年的美国，但在美国报道该病例之前，其实早已出现了AIDS患者。首先我们来看一看美国第一例AIDS患者的报道。在20世纪80年代初，世界上首次被正式报道的AIDS患者共有五位，其中第一位患者是一位33岁的职业模特。他在1980年的10月开始出现发热、颈部淋巴结以及锁骨上淋巴结肿大，并在之后反复出现发热，并出现持续的脱发及体重减轻。此外，他的口腔黏膜、臀部以及食指上出现了多个念珠菌感染病灶，第一次于医院就诊时，医生通过相关检查发现他的尿液中含有巨细胞病毒，外周血的T淋巴细胞数量有所减少。医生通过一些初步检查排除了癌症的可能性。而且这位患者在本次患病之前没有接受过任何化疗以及器官移植等相关治疗，其病史中也没有能够证明他的免疫系统受到损害的相关证据。通过这次就医，这位患者并未获得明确的诊断。在此之后，这位患者因为出现反复低热及呼吸困难而多次入院治疗，为了明确呼吸困难的原因，医生为他做了胸部X线检查和支气管镜检查，通过这些检查，医生发现这位患者的肺内存在大量的肺孢子菌，这种真菌一般只会侵袭免疫力非常低下的人群，诸如长期服用免疫抑制剂的器官移植者、早产儿等。于是，该患者引起了许多医生的注意。没过多久，这位患者的主治医生的同事也收治了两位与这位患者有相似症状的患者。

与这位患者相同，这两位患者的外周血中T淋巴细胞数量明显减少，辅助性T淋巴细胞几乎消失殆尽，而细胞毒性T淋巴细胞和杀伤性T淋巴细胞的数量则有明显增多。通过胸部X线检查和支气管镜检查，结果显示卡氏肺孢菌侵袭他们的肺部。

这3个极度相似的病例让医生非常感兴趣，他们将这3例患者的情况撰写成论文，但在论文正式发表前，医生又发现了其他医院的与这三位患者症状相似的两位患者，这两位患者的肺中同样有卡氏肺孢菌。此外，这五位患者都属于同性恋这一群体，但他们互相并不认识，也没有已知的共同接触者。于是相关医生撰写了有关这五位患者的文章：《洛杉矶的肺孢子菌肺炎》（Pneumocystis pneumonia——Los Angeles）。

这篇文章描述了五位患者各自的临床症状和简要的病史，并概述了他们的共同点。文章的开头是这样的，1980年10月至1981年5月，五名年轻男性（均为性活跃的同性恋者）在加利福尼亚州洛杉矶的3家不同医院接受了针对肺孢子菌病的治疗，其中两名患者死亡。所有患者均有实验室证实的既往或当前的巨细胞病毒感染和念珠菌黏膜感染。此外，他们还通过询问了解到这五位

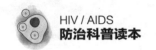
患者均有毒品吸入史，其中一位通过静脉吸入。《发病率与死亡率周刊》（MMWR）于1981年6月发表此文，出于谨慎，该文的题目并没有被置于封面，这篇文章就是世界上的第一篇AIDS相关的论文报道。1982年9月，美国CDC将这种疾病正式命名为获得性免疫缺陷综合征（AIDS），1983年研究证实该疾病是由HIV引起的。

但世界上第一位AIDS患者究竟是谁？谁是第一个从黑猩猩身上感染HIV的？目前已无法循迹考证，但有一位患者错误地承担了几十年"0号病人"的"罪责"。"0号病人"指第一个得某种传染病，并传播给其他人的患者。许多人误以为这位患者将HIV从非洲带到了美国，进而传播到了全球各地。

当1981年的《洛杉矶的肺孢子菌肺炎》一文刊登后，美国CDC为了找寻病因，便因文中的"五名年轻男性均为性活跃的同性恋者"而将目光放于男同性恋这一人群中。在该群体中，有一种皮肤癌高发，它就是卡波西肉瘤。这位被错认的"0号病人"是一位航空乘务员，同时也是一位同性恋者。在1980年的夏季，他身上长出了许多不知来由的红色疹子和紫斑，于是他前往医院就诊，被医生确诊为卡波西肉瘤，随后他便配合美国CDC的调查，列出其伴侣名单，然后CDC人员前往调查他们的临床表现以及筛查疾病，并以此进行疾病传播途径以及病因的探究与讨论，从而让大众认识这一疾病，而他也不幸被大众误认为"0号病人"，直至2016年，才有相关学者为其澄清，而他早已于1984年，由于病痛折磨离开了人世。

二、我国境内首例AIDS患者

AIDS的相关病例在1981年首次被美国报道后，在1985年6月首次于我国境内发现。1985年6月，一位阿根廷病人被收治于北京某医院的重症监护室，他有严重的肺部感染并伴有呼吸衰竭，他曾定居美国加利福尼亚州的洛杉矶，也曾确诊过肺孢子菌肺炎，也是一位同性恋者，这些情形都在暗示他可能是一位HIV感染者，于是在入院第二天便由当时感染内科的一位医生为其会诊，最终确诊为HIV感染的艾滋病期，确定他是一名AIDS患者。同年，在浙江也确诊了一位外籍HIV感染者。1987年，在福建和云南发现并报告了2例外籍HIV感染者，随后的几年中，又有一些HIV感染者被报道，但多为散发，不具有聚集性。而对于第一例中国大陆居民的HIV感染病例的研究，因为缺少对HIV感染的全面认识以及对该疾病的恐惧而开展艰难，直至1995年才有相关研究论文发表。

该研究参照国外的经验以及我国的相关规定，并结合医院的实际条件，规定了本研究中AIDS患者的住院管理、尸体剖检与防护措施，以防止在研究中出现HIV的传播。该研究通过采取临床表现记录、病毒与细菌检测、免疫与病理检测等方面的系统研究而获取了相关研究成果。

1.确认患者为AIDS患者　该研究通过先后多次采集患者的血液标本，并于三个不同的实验室用相关检测方法检测抗HIV抗体，分离检测出HIV-1。此外，还通过多次检测患者的外周血，发现该患者的CD4$^+$ T淋巴细胞数量明显减少，且CD4/CD8比值非常低，这表明该患者具有严重的免疫缺陷，已处于艾滋病期。

2.发现并确诊患者的机会性感染与肿瘤　该患者的机会性感染是反复发作的肺炎和弓形虫脑病，肿瘤为卡波西肉瘤。通过血清学诊断确定该患者的初期肺炎病原体是肺炎支原体，通

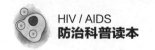

过细菌与真菌培养确定该患者的晚期肺炎病原体是肺炎克雷伯菌和热带念珠菌。该患者的脑部存在散在的多发性坏死灶，通过血清与脑脊液的抗弓形虫抗体检测以及脑组织免疫组织化学染色证实该患者的脑部多发性坏死灶是弓形虫感染导致的。通过尸检还确定了该患者的胃部、回肠、淋巴结以及胸腺有卡波西肉瘤。

该研究通过对主要脏器组织中HIV抗原和病毒RNA进行检测，发现HIV在免疫器官主要靶细胞中的复制水平高于其他靶细胞。而HIV感染是导致该患者脑组织坏死的直接原因，且在弓形虫所致坏死部位的神经细胞中，HIV抗原和RNA阳性反应更明显，并证实了国外相关研究人员提出的HIV可感染肠上皮细胞的结论。

在这次系统研究中，研究人员采用了在当时较为先进的技术手段，比如脑部核磁共振，该检查可以在患者出现明显的神经症状前探测出颅内的团块状病变；地高辛标记HIV寡核苷酸的探针也首次应用于原位杂交；采用抗弓形虫标准抗体进行免疫组织化学染色，从而诊断脑弓形虫病；此外，该研究所采用的抗HIV-1gp120IgM、P17单抗和HIV-1寡核苷酸探针均由科研人员自行研制与设计合成。该系统研究的成果填补了我国在HIV感染研究这一领域的空白，并推动了HIV感染相关研究工作的进展。

第四节 HIV感染的研究进展

一、HIV感染的治疗方式

自HIV被发现以来，相关研究人员便在寻找能够抑制这种病毒复制的药物和有效的治疗方式。1985年，一种核苷类似物——齐多夫定被发现能够抑制HIV的逆转录酶，从而抑制HIV的复制。两年后，它便被美国食品药品监督管理局批准用于HIV感染的治疗。随后几年中，多种核苷类逆转录酶抑制剂和蛋白酶抑制剂被用于HIV感染的治疗。但是相关研究人员不久后便发现运用单药进行抗病毒治疗的效果并不好，患者频发的严重不良反应以及对药物的耐药性使抗病毒治疗面临失败。1996年，高效抗逆转录病毒治疗（HAART），又称"鸡尾酒"疗法（图1-1）开始应用于临床，为患者带来了抗病毒治疗的新希望。HAART也是目前已被证实的针对HIV感染最有效的治疗方法。

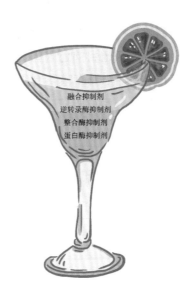

HAART能够将感染者体内的HIV载量控制到50copies/ml及以下，从而将患者进展至艾滋病期的年限拉长，使患者的预期寿命大大延长。

图1-1 HAART，"鸡尾酒"疗法

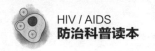

二、HIV感染是否可以治愈

《新英格兰医学杂志》（NEJM）于2009年报道了一位治愈患者，该患者是一位伴有白血病的HIV-1感染者。为治疗白血病，2007年他在德国柏林的一所医院接受了来自带有HIV-1耐受基因型捐献者的造血干细胞移植治疗。在接受造血干细胞移植治疗前，他已停止HAART，并在此后未继续有关HIV的抗病毒治疗，但他已保持了多年的无病毒血症与病毒复制征象。不过，该患者的治愈属于一种功能性治愈，即在不接受HAART的情况下抑制病毒的复制，且并没有将病毒从体内完全消除。此外，还有一些有关使用HAART而达到功能性治愈的报道，其中一个报道了对因母婴传播而感染HIV-1的婴儿，在其出生30小时后开展HAART，也有报道称在HIV感染研究相关实验中，对14位HIV-1感染者在刚感染10周后开展HAART，此后患者可达到功能性治愈。但这些报道目前还因为功能性治愈的时限等问题而具有较大的争议，不过，HIV感染治愈的希望已经出现了，随着医疗技术的不断进步，治愈HIV感染已经不再只是幻想了。

三、HIV疫苗的研制

有关HIV疫苗的研究，至今已经有三十多年，但是目前仍没有令人满意的成果。其一是相关研究者对于HIV疫苗的期望是该疫苗能够诱导机体产生足量的HIV特异性中和抗体和强度足够的T细胞反应，但目前研发的疫苗还未达到这一期望。其二是缺乏理想的动物模型——该动物模型需要满足能够感染HIV以及能够应用疫苗评价两个条件，黑猩猩是可以直接被HIV感染的唯一一种动物。但是黑猩猩较为稀有，其饲养过程较长并且费用较为昂贵。此外，黑猩猩感染HIV后并不会进展为AIDS，因此它并不是理想的动物模型。目前已有相关研究者研制出可用于动物模型进行攻毒和免疫保护测试的疫苗，这些测试可以用于评价疫苗的安全性与有效性，但HIV疫苗目前还不具备进行该测试的条件。目前，在HIV疫苗研制的相关实验中，应用较多的动物模型是非人类灵长类动物，比如猕猴、豚尾猴与食蟹猕猴等，它们在感染猴免疫缺陷病毒或者猴/人免疫缺陷嵌合病毒后可出现与人类感染HIV后类似的临床症状，如CD4$^+$ T淋巴细胞数量下降、全身症状以及各类机会性感染，不过在这些动物模型身上证实可用的疫苗已被多次证实在人体中并不能达到预期的效果。

有关HIV疫苗的研究从开始至今，已经历了三个阶段（图1-2）。

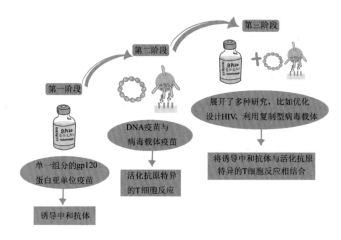

图1-2 HIV疫苗研究的三个阶段

在第一个阶段（1984—1995年），相关研究者将单一组分的gp120蛋白亚单位疫苗作为主要的研究方向，该阶段的主要目标是对gp120蛋白亚单位进行改造，从而使其能够诱导出中和抗

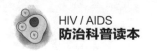

体，但不幸的是，该类疫苗在人类的身体里并不能有效地诱导出中和抗体，在开展的gp120 Ⅰ期临床试验中，在志愿者身上并没有观察到该疫苗的任何保护效果。因此，有关gp120蛋白亚单位疫苗的研究就此停止。

在第二个阶段（1996—2007年），相关研究者将DNA疫苗和病毒载体疫苗作为主要的研究方向，其中以能够表达HIV-1 *gag*、*pol*和*nef*基因的5型腺病毒为载体的疫苗为代表。该阶段的研究目标从诱导中和抗体转化为活化抗原特异的T细胞反应，但是该阶段的研究过于强调细胞免疫的重要性而忽视了体液免疫的重要性，于是实验也以停滞告终。

在第三个阶段（2008年至今），相关研究者开始反思之前各阶段的问题并以此积极创新，从第一、二阶段HIV疫苗的研究中，研究者得到了以下几点经验：第一，在第一阶段的研究中，研究者只是简单模仿了乙肝疫苗的技术路线，忽视了不同病毒的感染机制、变异性及致病机理并不相同；第二，当第一阶段的疫苗研究失败后，大部分研究者放弃了诱导中和抗体的研究思路，而转变为对细胞免疫的研究，且主流的研发路线存在大量重复，这在一定程度上限制了研究的创新性与探索性，并浪费了一定的资源；第三，在前两个阶段中，研究人员对疫苗研发追求百分之百的安全性，忽视了疫苗难免会有一定不良反应的客观规律，因而放弃了许多免疫原性更好的载体，比如复制型病毒载体。在此基础上，许多创新性的研究思路和技术路线涌现。比如注重同时诱导体液免疫反应和细胞免疫反应的研究思路；将抗原（即HIV）进行优化设计的研究思路；采用复制型病毒载体疫苗的技术路线。病毒学家和疫苗学家联手，将系统生物学和系统免疫学相结合，以指导对疫苗保护机制的研究，从而指导HIV疫苗的研究。

第二章　世界范围内HIV / AIDS流行情况

　　自HIV被发现以来，HIV/AIDS至今仍是全球面临的主要公共卫生问题之一。截至2020年7月，HIV/AIDS已经累计造成全球约3300万人死亡；截至2019年年底，全球估计有3800万HIV感染者；2019年，全球约有69万人死于HIV的相关原因，约170万人成为新感染者。2019年，在全球15~49岁这一年龄段的HIV新感染者中，HIV感染重点人群（重点人群包括男男性行为者、静脉注射吸毒者、在监狱和其他封闭环境中的人群、性工作者及其顾客和变性人）及其性伴侣所占比例超过60%。但随着大众对HIV的预防、诊断、治疗和关爱措施的不断了解，以及各个地区对HIV相关知识的宣传力度不断加大和对HIV感染者的治疗服务范围不断扩大，2000年到2019年，HIV新发感染人数下降了39%，HIV相关死亡减少了51%。此外，抗逆转录病毒药物的使用使大约1530万人的生命得到挽救。在2019年，全球约有81%的HIV/AIDS病例知道自己的感染状况，68%的成年HIV感染者与53%的儿童HIV感染者在接受HAART，且有59%实现了HIV载量抑制，没有感染他人的风险。85%感染HIV的孕妇和哺乳期妇女也在接受HAART，这在保护她们自身健康的基础上，进一步预防了新生儿的HIV感染。

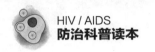

<h1 style="text-align:center">第一节　欧洲</h1>

一、欧洲流行现状

在东欧及中亚地区，截至2016年约有160万HIV感染者，其感染率约为0.9%。2010—2015年，该地区的新增HIV感染率年增长率为57%，是全球HIV感染率增长速度较快的地区。根据联合国艾滋病规划署《2020全球艾滋病防治进展报告》，HIV新发感染者人数在东欧很多国家迅速增长。而该地区的大部分HIV感染者居住在俄罗斯与乌克兰。东欧地区的主要高危人群是静脉注射吸毒人群，但在该地区有关高危人群的HIV感染预防方案的实施覆盖率不是很高。

二、流行因素

调查显示，每年欧洲新增的HIV/AIDS人群中，30岁以下的年轻人占大部分，呈低龄化趋势发展，究其原因在于年轻人对HIV的相关知识了解较少、识别能力较低且危险的性行为不断增加，年轻人中的早期性行为现象越发普遍。性服务者的数量不断增加。静脉注射吸毒，尤其是交叉使用注射器逐渐成为欧洲地区HIV/AIDS传播的重要途径。

此外，有学者认为，欧洲的HIV/AIDS流行与欧洲经济体制改革具有一定的联系。20世纪90年代，东欧和中欧的部分国家坚持民主改革，在其经济快速增长的同时，人们的健康水平并未提高，甚至略有下降。联合国儿童基金会2002年的一份报告显示，在民主改革的国家中，有9个国家的贫困地区儿童及其家庭无法得到基本的公共服务保障。但与此同时，这些国家和地区忙于发展经济，相对忽视了公共服务领域的投入，尤其是健康与教育等方面，致使贫困和弱势群体的数量不断增长，人们应当享有的社会福利大大缩水。此外，东欧公有体制解体后，医疗资源的缺乏致使当地缺乏综合性的针对HIV/AIDS的预防和治疗措施，HIV/AIDS人群无法获得有效的医疗救治。治疗费用昂贵和社会歧视严重也成为妨碍救治HIV/AIDS人群的重要原因。具有高危风险的未感染者在社会中受到排挤、污蔑等不平等待遇，促进了HIV/AIDS的进一步蔓延。

第二节　美洲

一、美洲流行现状

1981年美国报道了世界上首例AIDS患者，在之后的一段时间里，HIV/AIDS以其独特、隐秘的方式，快速地在世界各地进行广泛传播。目前整个美洲大陆HIV/AIDS流行处于平稳状态，根据社会经济发展程度和政治地理学，将美洲划分为为北美和拉丁美洲两部分，北美大约150万人感染HIV，其成人感染率约为0.6%，其中美国大约有120万人感染HIV。而在拉丁美洲地区，截至2016年约有200万HIV感染者存在，其中的成人感染率在0.5%左右。2010—2015年，其新增HIV感染率上升3%，但与2000—2009年相比，其新增HIV感染率下降了20%，且每年的新增感染人数总体较为稳定。拉丁美洲地区HIV/AIDS的主要传

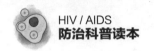

播途径为男男同性性行为，2014年该地区的男同性恋人群、变性人及其性伴侣中的新增HIV感染者人数占该地区新增HIV感染者人数的2/3左右，而这些人群也是该地区的易感人群，但由于社会中歧视现象的普遍存在，可知的男男同性性行为的流行状况不能代表真实情况。除此之外，吸毒者、性工作者等在HIV/AIDS的传播与蔓延中也起到了十分重要的作用。数据显示，拉丁美洲HIV感染者中的53%是女性，促使该地区成为全球第二个儿童和妇女中感染HIV人数远超男性的地区。

二、流行因素

在美洲，HIV/AIDS的广泛流行与社会经济和文化背景因素有十分密切的联系。由于经济因素的限制，政府应对HIV/AIDS的能力相对较弱，致使相关部门难以调集大量的金钱或物资用于对HIV/AIDS的预防、治疗或改善社会医疗卫生环境。除此以外，贫困地区文化教育等事业的落后也严重影响着人们的健康观念与生活理念，物质生活得不到保证时也无暇顾及健康问题。妇女由于贫困而从事性服务行业的现象较为常见，大大增加了感染HIV的概率。而对于发达国家而言，在工业化初步完成后，人们的物质生活得到了极大的丰富，在享受繁华生活的同时，人们逐渐被"性解放""自由化"等想法影响，道德观念和行为方式在潜移默化中逐渐发生改变，性乱和吸毒等行为致使HIV/AIDS流行。除此之外，某些人群为了追求利益最大化，致使不规范的采血、供血等医疗行为发生，这些均可导致HIV/AIDS的广泛传播。

第三节 非洲

一、非洲流行现状

据统计，目前全球三分之二以上的HIV/AIDS病例在非洲地区（2570万），是全球HIV感染者最多的地区，以联合国地理区划图为划分依据，非洲东部和南部的HIV感染者居多。截至2016年，非洲南部约有710万人为HIV感染者，其中有27万例为新发感染，有11万HIV感染者因HIV相关疾病死亡；西部与中部地区约有610万人感染HIV，其中约有50万感染者为儿童，尽管该地区的儿童新感染HIV人数在2010—2015年已经下降了31%，但与其他地区相比，该地区的儿童HIV感染者所占比例仍然较高，2016年，该地区新发儿童HIV感染者占全球总量的45%。

南非是非洲撒哈拉沙漠以南地区HIV/AIDS问题最为严重的非洲国家，HIV/AIDS也是当今严重威胁南非人民生命健康和社会发展的重大挑战。数据显示，南非HIV/AIDS的高发大大影响了南非人民的人均寿命，甚至拉低整个非洲男性和女性的平均寿命。从1983年在南非发现第一例HIV感染者开始，1983—1985年，南非相继出现100例左右的输血感染者。现今南非的HIV/AIDS传播模式逐渐复杂化，同性恋导致的HIV/AIDS感染率逐渐下降，异性恋导致的HIV/AIDS感染率逐年上升，除此以外，母婴传播也成为重要的传播方式之一。

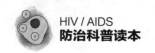

二、流行因素

有研究认为南非的HIV/AIDS传播是由当地人群的个人性行为及所处的社会情况和文化环境共同决定的，其流行因素众多，以下简要介绍几种。

1.国民经济落后　国民经济的发展与民众个人健康状况具有密不可分的联系。世界上绝大多数的HIV/AIDS病例都来自发展中国家，其中近三分之二的成年人和大多数儿童生活在撒哈拉沙漠以南的非洲地区。社区环境杂乱、住房拥挤、医疗卫生条件较差和社区基础设施缺乏均可导致HIV/AIDS的高发。在南非，严重的种族歧视和种族隔离也导致了不同种族之间教育、医疗和就业等资源的严重不均衡，种族贫困的状况也导致了其他传染病的高发，人民健康状况逐渐恶化。

国民经济落后导致人民健康意识薄弱。贫困地区民众无法接受良好的健康教育，因此缺乏对HIV/AIDS的科学认识以及采取安全性行为的观念。目前，预防HIV/AIDS传播的最有效手段为使用避孕套，但由于地方观念与习俗所致，部分地区避孕套的使用率较低，致使HIV/AIDS流行情况严重。除此之外，对于年轻女性而言，由于贫困带来的生活与经济压力，部分女性从事性服务工作，这进一步促进了HIV/AIDS的流行。

在贫困导致HIV/AIDS高发和高死亡率的同时，传染病又进一步加剧了这些地区的贫困状况，导致劳动力的损失、医疗支出的增加等，贫困和HIV/AIDS在一个家庭中无休止地恶性循环，给疾病的预防和诊治带来了极大的困难。

2.人口流动　随着全球贸易的不断发展，人口流动成为影响全球生命健康和社会发展的重要因素。南非的人口流动导致HIV/AIDS加速传播，流动人口成为HIV/AIDS的易感人群，也是

HIV/AIDS覆盖群体不断扩大的重要媒介。

　　19世纪中期，南非采矿业的繁荣促进了当地工业化的发展，进而造成了对劳动力的需求。生活在南非农村地区和周边国家的贫困人群为生活所迫与矿山签订协议，开始成为流动劳工。由于矿工均为年轻男性，且健康意识淡薄，性道德观念薄弱，在远离家庭从事矿业工作的同时，他们频繁与性工作者发生关系，进而导致HIV/AIDS、梅毒等疾病的蔓延。同时，种族隔离政策进一步促进了HIV/AIDS的传播。

　　在南非刚刚出现HIV/AIDS的时候，该地区正处于制度转型时期，许多农村人口的社会流动性极大增强，与此同时也带来了诸多问题，例如环境恶化、传染病流行等。在陌生的环境、危险的工作条件和有限的医疗服务的大背景下，南非人民的健康遭到了严重的威胁，大大加剧了HIV/AIDS的传播。国民经济与人口流动的关系见图2-1。

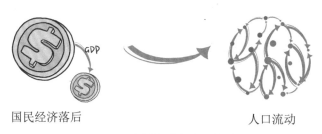

国民经济落后　　　　　　　　　　　　　　人口流动

图2-1　国民经济与人口流动

　　3.性暴力与父权制　　南非在前殖民时代为父权制社会，受到父权制文化的长期影响。对男性而言，妇女是他们的财产，其生存的唯一意义便是繁衍后代。随着时代的发展，新兴资本主义与传统社会的融合、与种族相关法律的颁布进一步固化了南非人民

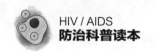

思想中的性别不平等观念。男性将女性视为附属品，这种观念进一步渗透到南非人的性行为模式与婚姻观念中，使性别权利关系在生活中出现了严重的失衡，进一步增加了女性遭受侵犯和罹患包括HIV/AIDS、梅毒等在内的性传播疾病的可能性。如今，南非人民的部分生活方式仍然沿袭传统性别模式，妇女的社会地位使她们更容易罹患HIV/AIDS，因为在男女关系中处于弱势，她们在生活中容易被掌控，并且遭受性骚扰、贫穷、早婚早育等折磨。除此之外，南非性别权利关系的失衡致使女性极易遭受性暴力和性犯罪，这进一步增加了女性罹患HIV/AIDS的风险。且对于遭受过性暴力的女性而言，对于性暴力的恐惧已经成为她们在罹患HIV/AIDS后进行病毒检测和诊治，以及向社会寻求救助的重大阻碍。由于害怕遭受来自伴侣的性暴力以及遗弃，大多数妇女选择隐瞒自己的病情，致使HIV/AIDS的防控和治疗存在巨大的困难。

4.污名化 "污名化"指通过烧伤或切割皮肤的方式来对罪犯、叛徒等进行标记，将他们标记为"具有瑕疵"的人，以防止这些人出现在公共场合。在南非，人们将HIV/AIDS人群当成"社会公敌"，致使HIV/AIDS人群觉得自己与周围人格格不入，丧失自我认同感，进而导致抑郁。对于HIV/AIDS人群而言，污名化和社会歧视使其遭受比疾病本身更大的痛苦。在患有疾病的同时，他们还遭受着社会的排斥和家人、朋友的疏远，经受生理痛苦和心理痛苦的双重折磨，致使他们对社会产生失望情绪，可能产生通过疾病报复社会的想法，这进一步加剧了HIV/AIDS在社会中的传播与蔓延。

三、流行特点

1.性别及年龄分布 南非女性的HIV/AIDS感染率远高于男性，这反映出该地区男女权利的不平等性。由于女性失业率远高于男性，致使其不得不从事性服务行业来维持基本生活，从而造成HIV/AIDS的广泛传播。近几年在20~24岁及25~29岁两个年龄段中，女性的HIV/AIDS感染率呈现明显上升的趋势，其原因可能是南非年轻女性性教育的缺失，当地女性普遍缺乏性传播疾病及避孕相关知识，以及受贫困、父权思维的影响，社会中存在家庭暴力、儿童性虐待等行为，加之该地区落后的医疗服务和传统思想的束缚，导致女性HIV/AIDS的发病率大幅升高。

2.地区分布 不同地区经济发展水平和社会人口流动状况不同，对HIV/AIDS发病率的影响也不同。研究表明，南非城市化水平较高的几个地区，其制造业、文化媒体业、教育及医疗业的发展均达到了较高水平，其HIV/AIDS患病率较低。而对于农村人口较多、城市化水平较低的几个地区，其贫困人口数量和失业率远高于全国平均水平，该地区HIV/AIDS患病率也较高。

3.种族分布 南非黑人的HIV/AIDS患病率远高于其他人群，而白人的HIV/AIDS患病率则较低。这是由于在过去某一特定时期，数以百万计的非洲人成为流动劳工，从事危险工作，由于繁重的劳动、人口密集的集体生活以及性观念的缺乏，黑人的HIV/AIDS患病率大大提高，进一步促进HIV/AIDS的传播与扩散。与此同时，南非经济、教育和医疗卫生水平在种族之间存在的差异也加剧了种族之间HIV/AIDS患病率的不平衡。南非种族隔离制度的实行，致使黑人在教育和医疗等领域的资源严重缺乏，57%的非洲人口受教育年限不足5年，由于受教育程度的限制，黑人的性道德观念等意识较为缺乏，严重加剧了HIV/AIDS、梅

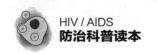

毒等性传播疾病的扩散。同时至少有37%的黑人无法获得最基本的医疗卫生保障，医疗卫生资源的缺乏也使得黑人在罹患HIV/AIDS等传染病之时，无法及时得到医疗部门及相关机构的保护与诊治，同时由于生活所迫，HIV/AIDS人群甚至继续从事高危工作，大大增加了HIV/AIDS的传播风险。

第四节　亚洲

一、亚洲流行现状

亚洲地区的HIV感染人数仅次于非洲，以印度、泰国等较为严重。截至2016年，亚洲地区HIV感染者数量已达510万。在亚洲地区，艾滋病的流行病学特征与趋势在不同区域有所不同，在南亚与东南亚地区，HIV新发感染者人数正在逐年下降；而在东亚地区，HIV新发感染者人数则在逐年上升。HIV新发感染者人数之所以在东亚地区呈上升趋势，是因为各国的高危人群（包括男同性恋人群、性工作者、静脉注射吸毒人群、变性人等）正在不断增加并集中分布。现今亚洲HIV/AIDS流行的主要特点包括：HIV/AIDS人群主要集中在诸如静脉注射吸毒人群、性工作者等高危人群中；HIV/AIDS在不同国家和地区的发病率有所不同，但总体数量仍在不断增加。

二、流行因素

在亚洲，HIV/AIDS流行的主要原因包括不加保护的暗娼行为、吸毒者交叉使用针头或注射器以及男同性恋之间不加保护的性行为。在大多数国家，HIV/AIDS的流行大多集中在一些高危重点人群，例如静脉注射吸毒人群、性工作者等。

1.泰国　泰国首例HIV/AIDS病例发现于1984年，是HIV/AIDS流行形势严峻的地区。现今HIV/AIDS在泰国的流行已经由高危人群扩散到一般人群，处于散发和暴发流行相结合的状态。在泰国HIV/AIDS的主要传播方式包括静脉注射吸毒、同性性行为、异性性行为以及母婴垂直传播等。

2.印度　印度在1986年确诊了首例HIV/AIDS病例，最新数据表明HIV/AIDS的流行情况逐渐趋于稳定，印度的HIV/AIDS病例数量趋于减少。其主要传播途径仍然为性传播，其余还包括母婴垂直传播、血液及血制品传播等。

3.越南　越南发现首例HIV/AIDS病例是在1990年。在越南发现的HIV/AIDS病例中，大多数年龄集中于20~39岁，80%以上的患者为男性。在出台了HIV/AIDS防治政策后，国家相关部门给予了协助与监督，HIV/AIDS的预防、治疗、护理、支持得到了极大的改善。

4.尼泊尔　尼泊尔从1988年发现首例HIV/AIDS病例以来，HIV/AIDS在尼泊尔的流行特点逐渐发展为向部分高危人群集中。其中男性患者人数约为女性患者的2倍。

三、中国流行现状

最近几年，我国HIV感染者的数量逐步上升，我国艾滋病防控形势依然严峻，我国HIV/AIDS流行仍有待控制。1985年我国出现首例HIV/AIDS病例，1989年在云南发现静脉注射吸毒者感染HIV，1994年出现供血者感染HIV，到2012年，中国统计的HIV/AIDS病例人数在世界排名第十三位。截至2018年，我国累

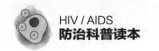

计报告HIV感染者以及AIDS患者已达100多万例，其中死亡人数达26.2万，且每年预计的HIV/AIDS新发病例数约为8万。我国自1985年发现首例以来，HIV/AIDS逐渐向广大内陆地区蔓延，现已扩散到全国多个地区。近几年来，我国50岁以上HIV感染者及农民群体HIV感染者的数量日益增多。从2001年至2009年，50岁以上的感染者比例逐渐从4%上升至15%，而该年龄段的HIV感染者增多会直接给患者个人、家庭以及社会带来不良影响。有研究发现，不安全性行为是50岁以上人群感染HIV的主要流行病学危险因素，50~70岁的男性群体中约有3/4依然有性生活需求，到80岁以后逐渐减少，但其正常的性生活需求通常会被家庭与社会忽视，从而导致其通过不安全性行为感染HIV的风险增大。HIV/AIDS的高危人群覆盖面也逐渐向社会各阶层蔓延，而农民工HIV感染者的增多，主要是因为农村医疗水平相对较低，已感染HIV的患者不易被诊断。且农民工在流动人口中占较大比例，他们对于HIV/AIDS的认识有限，不能够采取有效措施预防HIV感染。

此外，我国西南地区是近几年HIV感染者的主要增长地区，据统计，2017年四川省的HIV感染率由2012年的0.06%上升至0.13%，该地区的主要易感人群为性工作者及静脉注射吸毒者。我国现阶段的HIV/AIDS流行特征主要为：总人群感染率较低、局部地区和重点人群中HIV/AIDS呈现高度流行趋势，且其流行面较广，地区分布不均，主要感染对象为农村青壮年。就此，我国应加强对老年人群与农村人群的HIV/AIDS防治知识教育，提高其预防意识及自愿咨询检测意识，从而进一步控制HIV/AIDS的流行。

四、中国流行因素

我国的HIV/AIDS病例开始逐渐从高危群体向一般社会群体蔓延。社会发展使人们的行为及心理发生了巨大的变化，HIV/AIDS的流行范围更为广泛。目前HIV/AIDS的传播途径主要有三种：性传播、血液传播、母婴传播（图2-2）。由于HIV主要存在于感染者的血液、乳汁、阴道分泌物、精液等体液中，因此手术、静脉注射吸毒、性接触以及哺乳等均可导致HIV的感染。而目前静脉注射吸毒和性接触是HIV/AIDS传播的主要方式。在中国，HIV/AIDS流行的主要危险因素包括静脉注射吸毒、不安全性行为、不安全采供血、医源性传播及母婴传播。易感因素包括贫困、缺乏相关知识、人口流动频繁、社会歧视等。在生活中，危险因素与易感因素紧密联系，致使HIV/AIDS的传播防控难度增大。

我国每年有大量的流动人口，其中以农村流向城市为主，流动人口中大多数为青壮年，流入地对流动人口的健康知识教育

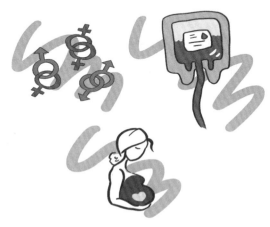

图2-2　HIV/AIDS传播途径

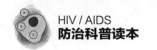
的覆盖面扩大速度和卫生服务水平的提高速度难以跟上流动人口增长的速度。由于大多流动人口受教育程度低，且处于性活跃阶段，因此经性行为传播HIV/AIDS的情况高发。在部分省份，HIV/AIDS病例中流动人口占绝大部分，我国流动人口中HIV/AIDS广泛流行的危险因素为预防知识缺乏、高危性行为发生较多。同时，贫困地区不安全采供血、女性性工作者数量多也大大增加了HIV/AIDS传播的风险。另外，中国每年出境和入境旅游人数众多，这也会在一定程度上促进HIV/AIDS的传播。

除此之外，在某些地区，部分医护人员对HIV/AIDS预防知识的掌握率不高，无法提供正确的引导来改变HIV/AIDS高危人群的危险行为。且由于人们对HIV/AIDS知识的缺乏，社会对HIV/AIDS病例歧视和排斥的情况更为严重，使HIV/AIDS高危人群和高危行为更为隐蔽，各种防范和干预措施难以有效落实，对控制HIV/AIDS流行带来了巨大的困难。

五、流行病学特点

1.时间分布特点　总体来看，在中国的HIV/AIDS病例数量仍呈上升趋势，且在流行出现较早的地区，经性传播途径感染人数所占的比例都有明显增加，这提示着我国HIV/AIDS人群正在逐步从高危人群向一般人群扩散。在我国，HIV/AIDS的流行大致可以划分为四个阶段（图2-3）：1985—1988年为输入散发期，该时期以病例高度散发为特征，患者主要为外籍人员；1989—1994年为局部流行期，在云南等地发现百余例HIV/AIDS病例，此后周边几个局部地区也开始逐渐流行，全国各地的HIV/AIDS病例数也逐渐增加，HIV/AIDS逐渐扩散到多个地区，HIV/AIDS病例主要为共用针具的静脉注射吸毒人群；1995—

1997年为增长期，增长的主要原因是不安全采供血，以及HIV/AIDS快速在静脉注射吸毒人群中传播。1998年至今为广泛流行期，此阶段全国报道的HIV/AIDS病例人数迅速上升，主要特征是静脉注射吸毒人群继续在疫情扩散中起重要作用，传播途径开始转变为以性传播为主。HIV/AIDS流行区域明显扩大，在云南、四川、新疆等地HIV感染率上升很快，并逐渐向全国其他地区扩散。

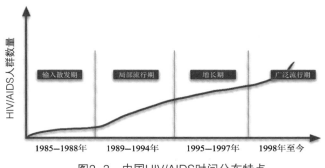

图2-3 中国HIV/AIDS时间分布特点

2.地区分布特点 在中国，HIV/AIDS的地区分布具有流行范围广、地区差别大的特点。从1985年我国首次报告HIV/AIDS病例以来，多个地区有HIV/AIDS病例的出现。数据显示，现今中国HIV/AIDS报告人数较多的地区分别是云南、河南、广西、新疆和广东。我国西南、西北地区HIV感染者主要为静脉注射吸毒人群，而中部地区以流动人口和既往有不安全献血者等为主，在东南沿海地区或大城市则主要以性病患者、男同性恋等为高危人群。除此之外，HIV/AIDS流行主要集中在农村或经济相对不发达的地区，医疗资源的相对缺乏和健康意识的相对薄弱导致HIV/AIDS频发，给家庭、社会带来极大的负担。

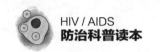
3.人群分布特点　全国HIV/AIDS病例主要以男性为主,但近年来,女性病例的占比呈逐渐上升趋势。同时,由于女性病例大部分处于育龄期,通过母婴传播导致婴儿感染HIV的危险性也日趋增加。从年龄分布来讲,青壮年仍然为受HIV/AIDS影响的主要人群,其中20~29岁感染的人数最多。

HIV/AIDS在静脉注射吸毒人群中的流行范围也逐渐扩大,从最初的云南、新疆等地逐渐扩展至周边省份。不安全性行为导致的HIV/AIDS病例占比也逐渐增加,在HIV/AIDS病例中,各类性传播高危人群所占的比例有所不同,性工作者及其顾客、感染者的配偶、男同性恋者所占的比例大大增加。调查显示,尽管我国现今性传播高危人群中HIV/AIDS流行水平仍较低,但其涉及范围每年在逐步扩大,局部地区通过性行为传播HIV/AIDS的流行强度也在逐年增加。

4.HIV-1亚型分布广泛　我国目前已报道的HIV-1亚型及重组型共有11种。这些亚型的多样性充分印证了我国HIV毒株传播广泛、来源多样的特点。我国1996—1998年进行的第一次全国HIV分子流行病学调查研究发现,当时全国HIV毒株的三大主要亚型依次为B′亚型、CRF-BC亚型和CRF01-AE亚型。而2001—2002年进行的第二次全国HIV分子流行病学调查显示,HIV亚型前三位变为CRF-BC亚型、B′亚型和CRF01-AE亚型。现今各类高危人群中HIV-1毒株的亚型分布特点各不相同,B′亚型流行地区最为广泛、感染人数最多,其主要存在于有不安全献血行为的人群中。而针对静脉注射吸毒人群,则因其所在地区的不同,主要流行亚型具有很大的差异,但总体以CRF-BC和CRF01-AE亚型为主。在通过性传播感染HIV的人群中HIV亚型较为复杂,多数省份出现4个及以上HIV-1亚型。

5.多种传播途径并存 HIV/AIDS流行病学调查结果显示，目前主要传播途径为静脉注射吸毒传播和性传播，其次是不安全的有偿献血、输血及使用血制品传播等。在未来的一段时间内，中国HIV/AIDS的主要传播方式仍为静脉注射吸毒和性传播。性传播的比例和数量会明显上升，在一些HIV/AIDS流行出现较早的地区，经性传播感染HIV的感染者在新发现的HIV感染者中的构成比大幅上升。

总的来说，中国现今HIV/AIDS疫情仍然呈低流行状态，但总体感染率呈平缓上升的趋势，其波及范围广、地区差别较大，在局部地区和重点高危人群中逐渐呈高流行趋势，HIV/AIDS也从高危人群开始向一般人群扩散。现今我国的HIV/AIDS有3种传播途径，以静脉注射吸毒和性传播为主，经性传播感染HIV的人数明显增加，全国HIV/AIDS病例报告数和死亡病例报告数也有所增加。

随着HIV/AIDS逐渐成为一个世界性的社会公共问题，HIV/AIDS病例也逐渐从发达国家的静脉注射吸毒者、性工作者、男同性恋者等高危人群逐渐向发展中国家的低风险、无风险的一般人群扩散，HIV/AIDS逐渐成为一个世界性的健康问题。现今世界各国政府均已开展针对HIV/AIDS的防治工作，通过分工合作、全社会共同参与、政府加强宣传教育及行为干预，多地已形成了较为高效的HIV/AIDS防治体系，同时，随着政府工作力度的不断加大，对于HIV/AIDS的防治工作也取得了一定的成绩，现今HIV/AIDS在全球的流行已趋于稳定，由于HAART等疗法的广泛应用，HIV/AIDS的死亡人数已明显减少。但由于患者基数大，全球HIV/AIDS的总人数仍在持续增加，HIV/AIDS防治工作仍任重而道远。

第三章 艾滋病的病原体

病原体，指能够引起疾病的生物或非生物。艾滋病的病原体，则指能够引起人体患上艾滋病的生物或非生物，即人类免疫缺陷病毒（human immunodeficiency virus，HIV）。这是一种RNA病毒，是一种主要感染人类免疫系统细胞的慢病毒。

第一节　病毒的基本性状

一、病毒的大小与形态

病毒是一类形态微小、结构简单的微生物。由于它的体积非常微小，因此必须使用电子显微镜放大数十万倍才可以观察到。病毒的测量单位为纳米（nanometer，nm）。各种病毒的大小差别很大，最大的病毒约为300nm，比如痘病毒；最小的病毒约为20nm，比如细小病毒。大部分病毒均为球形或近似球形，少数是其他形状，比如丝状、杆状、砖块状等。

二、病毒的结构

病毒是由核酸和蛋白质组成的，核酸是病毒的遗传物质，携带着病毒的遗传信息，十分重要。为了保护遗传物质不被外界因素影响或破坏，病毒的外周有蛋白质形成的衣壳环绕，部分病毒在衣壳外还有包膜（图3-1）。

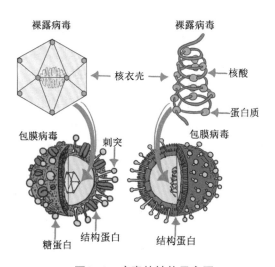

图3-1　病毒的结构示意图

（一）核衣壳

核衣壳（nucleocapsid）是病毒的基本结构，包括病毒的核心（core）和衣壳（capsid）。一些病毒在核衣壳之外还有包膜（envelope），这部分有包膜的病毒被称为包膜病毒（enveloped virus），无包膜的病毒则被称为裸露病毒（naked virus）。

1.核心　主要组成成分为核酸。核酸位于病毒的中心，携带着病毒的遗传信息，保证病毒在复制、遗传中性状维持稳定性。

2.衣壳　是环绕着核酸的蛋白质。其功能为保护病毒的核酸不受外界其他物质的影响和破坏，并且能够帮助病毒进入其所

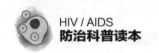

要攻击和破坏的细胞。衣壳由一定数量的壳粒（capsomeres）组成，每个壳粒又由一个或多个多肽分子组成（多肽即为多个氨基酸分子以肽键连接在一起形成的化合物，是蛋白质水解的产物）。壳粒呈对称排列，不同病毒的衣壳所含的壳粒数量及其排列的方式有所不同，这可作为病毒鉴别及分类的依据之一。

（二）包膜

包膜位于病毒核衣壳之外，是双层膜结构。病毒增殖和扩散的步骤包括在一个宿主细胞内逐步发育成熟，产生新的子代病毒，子代病毒从原来的宿主细胞中释放，进入新的宿主细胞。在释放过程中，病毒穿破宿主细胞的细胞膜，从而获得部分宿主细胞的细胞膜作为自己的包膜，因此病毒包膜的结构、成分均与宿主细胞的细胞膜相同。包膜表面可有不同形状的突起，称为刺突（spike），刺突的主要成分为糖蛋白（glycoprotein），也称作刺突糖蛋白。

感染人和动物的病毒多数具有包膜，部分包膜病毒在包膜内层及核衣壳之间还存在基质蛋白，它的主要作用是把内部的衣壳蛋白与外部的包膜连接起来，这个区域被称为被膜。不同种类的病毒，其被膜厚度不一，这也可作为病毒鉴别及分类的依据之一。

总而言之，病毒的大小、形态及其结构在病毒的鉴别和分类中具有重要意义。

三、病毒的化学组成

（一）遗传物质

病毒是结构简单的微生物，其没有完整的细胞结构，并有且只有一种类型的遗传物质。

病毒的遗传物质即核酸，是亲代与子代之间传递遗传信息的物质，这些物质在亲代和子代之间的传递能够保证亲代和子代的性状稳定。病毒的核酸是病毒进行感染、增殖、遗传和变异的物质基础。

病毒核酸的化学成分分为两种，一种是脱氧核糖核酸（deoxyribonucleic acid，DNA），一种是核糖核酸（ribonucleic acid，RNA）。在细胞生物中，DNA是染色体的主要化学成分，是基因的主要组成材料。在增殖的过程中，通过把亲代DNA的一部分复制并传递给子代，保证遗传性状的稳定性。RNA则与蛋白质的生物合成有着密不可分的关系。在所有的细胞生物中，蛋白质的合成都是在遗传信息的指导下完成的，而这些遗传信息需要依靠RNA来进行传递。RNA把来自DNA的遗传信息转运到生产蛋白质的核糖体上，从而使核糖体能够按照遗传信息的指示生产特定的蛋白质。然而在RNA病毒中，RNA才是遗传信息的载体，储存着遗传信息。艾滋病的病原体HIV即是一种RNA病毒。

核酸具有多样性，可以是单链也可以是双链，可以是环形也可以是线形。RNA病毒大多是单链，单链RNA有正链和负链之分，而双链DNA和RNA均有正链和负链。

病毒的遗传物质具有如下功能：

1.指导病毒进行复制 病毒的增殖需要在遗传信息的指导下进行，不论是合成组成新病毒所需的子代遗传物质、结构蛋白，还是按照亲代病毒的结构组装这些物质，都需要在遗传物质的指导下，按部就班地进行。

2.决定病毒特性 由于病毒核酸上的基因序列记录着病毒的所有信息，所以复制了基因序列即复制了病毒的所有信息，因此

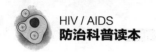
子代病毒可以保留亲代病毒的特性。

3.部分遗传物质具有感染性　一些核酸脱去外部的衣壳进入宿主细胞后能够进行增殖，这部分病毒核酸被称为感染性核酸。感染性核酸的易感细胞范围比较广，因为它不受宿主细胞表面受体和衣壳蛋白的限制，但是也因为其没有衣壳蛋白的保护，容易受到体液中某些理化因素或水解酶的破坏和干扰，因此感染性核酸的感染性比完整的病毒低。

（二）蛋白质

病毒的主要组成部分是蛋白质，约占病毒总重量的70%。蛋白质分为两种：结构蛋白和非结构蛋白。

结构蛋白指参与病毒构成的蛋白质成分，分布在病毒的各个组件中。如分布于包膜的包膜蛋白、能与宿主细胞表面受体结合的病毒吸附蛋白（viral attachment protein，VAP）、连接衣壳蛋白和包膜蛋白的基质蛋白等。病毒的结构蛋白具有以下功能：

1.保护病毒核酸　衣壳蛋白包绕着病毒核酸，保护其免受外界环境中水解酶和其他理化因素的影响。

2.参与病毒感染宿主的过程　VAP能够与宿主细胞表面的受体结合，帮助病毒核酸进入宿主细胞，导致机体被感染。

3.具有抗原性　所谓的抗原性，即引起机体免疫系统产生免疫反应的能力。衣壳蛋白即为一种良好的抗原，在病毒进入机体之后，能够引起机体发生特异性的、针对该病毒的免疫反应。

病毒的非结构蛋白即为其余那些不参与病毒体构成的蛋白质，这部分蛋白质往往具有一些特殊的功能，能够辅助病毒进行增殖、感染等，多为酶类，如帮助病毒进行增殖的DNA聚合酶、逆转录酶。

（三）脂类和糖类

病毒的脂类主要分布于包膜中。少部分病毒中含少量糖类，也主要分布于包膜表面，以糖蛋白的形式存在并发挥作用。

四、病毒的增殖

病毒自身没有增殖所需要的一系列酶，所以只能在活细胞内进行增殖。病毒的增殖以病毒基因组为模板，若为RNA病毒则依靠RNA聚合酶，若为DNA病毒则依靠DNA聚合酶，借助其他必要因素的作用，经过一系列复杂的生化合成，从而将病毒的基因组复制出来。病毒基因组再经过转录、翻译，合成装配病毒所需的大量蛋白质，再经过组装，最终形成子代病毒，并从宿主细胞中释放出来。这种以病毒自身核酸为模板进行复制的方式被称为自我复制（self replication）。

一个复制周期（replication cycle）以病毒进入宿主细胞为起点，以释放出子代病毒为终点。感染人体病毒的一个复制周期依次包括吸附、穿入、脱壳、生物合成、装配与释放几个阶段（图3-2）。

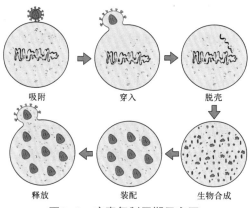

图3-2　病毒复制周期示意图

1.吸附（adsorption）　病毒感染人体的第一步即为吸附于宿主细胞表面。病毒主要通过其表面的吸附蛋白与其易感细胞（即靶细胞）表面的特异性受体相结合，完成吸附过程。不同的靶细胞表面有不同的特异性受体，不同的病毒根据细胞表面的不同受体具有不同的嗜组织性。也就是说，不同的靶细胞由于其细胞表面的受体可以与特定的病原体相结合，导致相应的病原体可以集中攻击靶细胞所在的组织或结构。例如，人的呼吸道上皮细胞表面有血管紧张素转换酶2（ACE2）蛋白，这是一个特异性受体，新型冠状病毒能够与其特异性结合，从而导致新型冠状病毒倾向于攻击人的呼吸道上皮组织，造成一系列呼吸道反应。包膜病毒大多通过包膜表面的糖蛋白（即刺突）与细胞表面的受体结合，HIV即为包膜病毒，其包膜糖蛋白gp120的受体即为人辅助型T细胞表面的CD4分子。也就是说HIV主要攻击的是细胞表面能够表达CD4分子的细胞及其所在组织。细胞所含的受体数量与其易感性有关，其表面的受体越多，对病原体越敏感。吸附过程基本在几十分钟以内即可完成。

2.穿入（penetration）　病毒完成吸附后，要通过一系列过程才能进入宿主细胞，穿入方式包括吞饮、融合等：①吞饮（endocytosis），即病毒在细胞膜表面与细胞结合后，整体凹向细胞内。通过细胞膜向内凹陷，形成吞噬泡样结构，病毒从而能够整体进入细胞内部。吞饮的方式常见于裸露病毒。②融合（fusion），即病毒的包膜与细胞膜在密切接触的前提下，融合蛋白发挥作用使两者融合，从而将病毒包膜内部的核衣壳释放到细胞质内。融合的方式常见于包膜病毒，HIV穿入靶细胞的方式即为融合。

3.脱壳（uncoating）　由于核酸外部有衣壳的保护，既不受外界水解酶及理化因素的影响，也无法发挥自身核酸的作用。因此病毒必须脱去衣壳后才能使其中的核酸发挥作用，造成机体感染。绝大多数病毒在完成穿入过程时已经在宿主细胞的溶酶体酶的作用下脱去了外部的衣壳，释放出内部的核酸。而少部分病毒的脱壳过程较为复杂，这部分病毒往往在脱壳前，病毒自身的酶就已经在发挥转录mRNA的作用了。

4.生物合成（biosynthesis）　在完成了核酸与衣壳的分离之后，就进入了病毒复制的生物合成阶段。在此阶段，宿主细胞内存在的小分子物质可作为原料，供给病毒进行蛋白质合成与核酸的复制。在这个时期，不论是使用血清学方法检测还是电镜下观察，均无法找到病毒颗粒。因此，这个时期也被称为隐蔽期，不同病毒的隐蔽期时长不同。

病毒在生物合成时期需要经过转录产生mRNA和翻译生成蛋白质等步骤，由于病毒基因组不同，其转录的mRNA和翻译的蛋白质也不同，从而病毒生物合成阶段的相应过程也有所不同，在此主要介绍HIV所属的逆转录病毒的生物合成过程。

逆转录病毒在其逆转录酶的作用下，以病毒自身的RNA作为模板，利用宿主细胞内提供的核苷酸作为原料，按照碱基互补配对的原则，合成与模板互补的负链DNA，从而形成RNA-DNA中间体〔碱基是核苷酸的成分之一，单个的核苷酸通过连接可形成链状或环状的核酸序列。DNA和RNA的主要碱基略有不同：DNA上主要存在的碱基为胞嘧啶（C）、鸟嘌呤（G）、腺嘌呤（A）和胸腺嘧啶（T，DNA专有），而RNA上主要存在的碱基为胞嘧啶（C）、鸟嘌呤（G）、腺嘌呤（A）和尿嘧啶（U，RNA专有）。在病毒利用细胞质中游离的核苷酸形成核酸序列时，需要以某一DNA或RNA序列作为模板，按照碱基互补

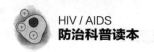

配对原则进行匹配，即在DNA中A需与T配对，在RNA中则需要与U进行配对；G需要与C配对。例如，某一RNA序列为CGAU，则发生逆转录时需要形成的DNA序列则必须为GCTA，从而与原RNA序列互补〕。此中间体中的RNA链被逆转录病毒自身的RNA酶H水解，剩下的DNA链在DNA聚合酶的作用下，再次利用宿主细胞提供的原料，同样在碱基互补配对原则下，复制出与之互补的正链DNA，从而形成双链DNA。该双链DNA被整体整合至宿主细胞的基因组DNA上，称为前病毒（provirus），前病毒经转录（transcription，是遗传信息从DNA流向RNA的过程，即以双链DNA中的一条链为模板，以A、U、C、G四种核糖核苷酸为原料，在RNA聚合酶催化下合成RNA的过程，是蛋白质生物合成的第一步）后产生子代RNA和mRNA，mRNA则被传送至细胞的核糖体上，翻译出用于装配子代病毒的蛋白质。

5.装配与释放（assembly and release） 经过上述步骤后，病毒的核酸和蛋白质均已合成完毕，接下来则需要将其进行装配。病毒的种类不一，其在宿主细胞内装配的方式和部位也有所不同。其中，除正黏病毒外，大多数RNA病毒均在细胞质内完成装配。HIV即在细胞质内进行装配。装配过程包括核酸浓聚、壳粒聚集等步骤，包膜病毒还需额外在核衣壳外加上一层包膜。在装配完成后就将进行子代病毒的释放，裸露病毒和包膜病毒的释放过程也有不同。HIV作为包膜病毒，是以出芽的方式将子代病毒释放到细胞外的，出芽即宿主细胞的细胞膜将病毒的核衣壳包住，该部位的细胞膜如同出芽一样将子代病毒向外释放。子代病毒出芽后，宿主细胞通常不会死亡。子代病毒包膜上的蛋白质是由病毒自身的基因编码合成的，在包膜蛋白向细胞质移动的过程中，若与糖结合，则形成糖蛋白；若与脂类结合，则形成脂蛋白，各自发挥不同的作用。

由于病毒的种类不同，其复制周期的时长、每个细胞产生子代病毒的数目均有所不同。

五、病毒的分类

病毒分类的依据包括以下几点：

（1）病毒核酸的类型与结构，如DNA或RNA、单链或双链、基因数、分子量等。

（2）病毒的大小和形态。

（3）病毒衣壳的对称性和壳粒数量。

（4）病毒核衣壳外有无包膜。

（5）病毒对理化因素的敏感度。

（6）病毒的抗原性，即引起机体产生免疫应答的难易程度，抗原性越强，越容易刺激机体产生针对病毒的免疫反应。

（7）病毒的生物学特性，诸如传播途径、致病性、繁殖方式等。

RNA病毒根据以上分类标准，可分为副黏病毒科（Paramyxoviridae）、正黏病毒科（Orthomyxoviridae）、逆转录病毒科（Retroviridae）、小RNA病毒科（Picornavirdae）等八类。其中，HIV属于逆转录病毒科，其特点为具有两条相同的正单链RNA，不分节，并且核衣壳外有包膜。

慢病毒是逆转录病毒科下的一个类别，包含八种能够感染

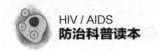

人和其他脊椎动物的病毒。慢病毒的原发感染以淋巴细胞和巨噬细胞为主，感染的显著特点为个体感染慢病毒之后，在出现典型的临床症状之前，大多会经历数年甚至数十年的潜伏期，故这类病毒被称为慢病毒。HIV即为慢病毒的一种。

第二节　人类免疫缺陷病毒

HIV是获得性免疫缺陷综合征（acquired immunodeficiency syndrome，AIDS），即我们常说的艾滋病的病原体，是一种含有逆转录酶（reverse transcriptase，RT）的单链RNA病毒，属于慢病毒属（lentivirus）中的人类慢病毒组。

一、生物学性状
（一）形态结构
HIV为球形结构的病毒颗粒，其直径为100~120nm。病毒最外层有类脂包膜环绕，为包膜病毒，其包膜上镶嵌着两种糖蛋白构成的刺突，分别为gp120（外膜糖蛋白）和gp41（跨膜糖蛋白），还包含多种宿主蛋白。在其包膜内侧有p17（内膜蛋白），组成了包膜与HIV核衣壳之间的基质。HIV核衣壳内为两条相同的正链RNA及其复制所需的酶类，主要包括逆转录酶、整合酶、蛋白酶和RNA酶H等，核心外为包裹核衣壳的p7（核衣壳蛋白）、p24（衣壳蛋白）（图3-3）。

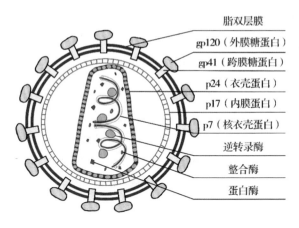

图3-3 HIV结构示意图

脂双层膜
gp120（外膜糖蛋白）
gp41（跨膜糖蛋白）
p24（衣壳蛋白）
p17（内膜蛋白）
p7（核衣壳蛋白）
逆转录酶
整合酶
蛋白酶

　　HIV表面的外膜糖蛋白gp120可与宿主细胞表面的受体相结合，同时可以诱导机体产生中和抗体（neutralizing antibody），中和抗体指针对病毒表面某些抗原的抗体，这种抗体能够与细胞外游离的、还未与靶细胞吸附的病毒相结合，从而使病毒的感染能力丧失。中和抗体发挥其中和作用的机制是直接封闭与靶细胞表面受体相结合的病毒抗原表位，即提前把病毒与靶细胞结合的位置占据，令病毒无法与靶细胞结合，或者改变病毒构型，阻止病毒吸附靶细胞，从而有效阻止病毒侵入靶细胞。值得注意的是，中和抗体是不能直接灭活病毒的。中和抗体与病毒结合形成的物质称为免疫复合物，可被机体内的巨噬细胞识别、吞噬后清除。gp120容易发生变异，也就是说它"有很多副面孔"，这令机体的免疫系统难以精准地识别并清除，这有利于病毒逃避机体的免疫清除。gp41是一种跨膜糖蛋白，在病毒自身包膜和宿主细胞膜的融合过程中发挥作用。

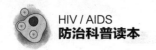

（二）基因组及其编码蛋白

由上文可知，HIV核衣壳的核心内有两条相同的正链RNA，是HIV的基因组，两条正链以二聚体的形式存在。HIV-1基因组的长度为9.181kb，HIV-2基因组的长度为10.359kb。基因两端为长末端重复序列（long terminal repeat，LTR），中间有9个开放阅读框（open reading frame，ORF），包括3个结构基因和6个调节基因。

3个结构基因分别为*gag*、*pol*和*env*，可编码病毒的结构蛋白和酶。其中，*gag*基因编码的是多聚前体蛋白p55，此蛋白合成后经病毒自身蛋白酶切割，可形成核衣壳蛋白（p7）、衣壳蛋白（p24）和内膜蛋白（p17）等结构蛋白；*pol*基因则编码合成前体蛋白，然后前体蛋白被切割，形成逆转录酶（p51）、蛋白酶（p11）、RNA酶H（p15）和整合酶（p32）。*env*基因编码合成包膜糖蛋白前体gp160，合成之后随即被裂解为gp120和gp41两种糖蛋白。

6个调节基因编码的产物可控制HIV的基因表达，在HIV的感染和致病中有重要作用。其中，Tat蛋白作为反式激活转录因子，可以使HIV基因的转录被激活，从而开启HIV的病毒增殖过程；Rev蛋白是HIV结构蛋白翻译表达所必需的功能蛋白，可以调节并启动病毒mRNA进入细胞质，开始进行HIV蛋白质的翻译合成；Nef蛋白有多种作用，不仅可以通过多种机制促进HIV感染，增强病毒的复制和感染性，还可以抑制感染细胞发生凋亡，如此，HIV即可在感染细胞内完成增殖。此外，Nef蛋白还可以使感染细胞逃逸杀伤性T细胞的杀伤作用。

（三）病毒的复制

病毒要感染机体，首先要与宿主细胞上的受体结合。HIV所要结合的受体主要是CD4分子。CD4分子主要在$CD4^+$ T淋巴细胞的表面表达，除此以外，在单核-巨噬细胞以及神经胶质细胞等细胞表面也可表达。

病毒如要感染机体，需要在其进入细胞的时候接受辅助受体（趋化因子受体CXCR4或CCR5）的帮助。辅助受体可以帮助病毒的包膜与宿主细胞的细胞膜融合，如果没有辅助受体或者辅助受体发生基因突变，可使机体避免感染HIV或者延缓HIV感染的进程。

HIV感染机体时，首先由其外膜糖蛋白gp120与靶细胞表面的CD4分子结合，之后再结合辅助受体，此时gp120会发生改变，暴露出gp41来介导病毒包膜和宿主细胞细胞膜的融合。包膜与细胞膜融合后，病毒的包膜留在细胞膜上，包膜内部的核衣壳则进入细胞内进行脱壳，脱去核衣壳后，处于核心的基因组RNA被释放出来，开始进行复制。由于HIV是一种逆转录病毒，拥有逆转录酶，在其逆转录酶的催化作用下，宿主细胞内病毒原始的RNA链被作为模板合成负链DNA，从而形成RNA－DNA中间体。此时核心中的RNA酶H发挥作用，水解中间体中的RNA，再以剩下的负链DNA为模板，合成与之互补的正链DNA，从而形成双链DNA。之后在整合酶的作用下，病毒合成的双链DNA基因组被整合进细胞自身的染色体基因组中，形成前病毒，由此，病毒进入潜伏状态。

前病毒基因组的两端有LTR，可以起到启动和增强病毒基因转录的作用。当前病毒被活化后，则进行转录。转录过程为在细胞自身RNA聚合酶的催化下，以病毒DNA为模板形成RNA。一些RNA经拼接后会形成病毒的mRNA，可以翻译生成病毒的结构蛋白和非结构蛋白。一些RNA经加工后可形成病毒的子代RNA基因组，与病毒的蛋白组装形成核衣壳，再结合从宿主细胞内释放出来时获得的包膜，装配形成完整的子代病毒。

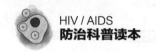

（四）分型

据上文所述，HIV分为HIV-1和HIV-2两个亚型，二者的核苷酸序列差异大于40%，氨基酸序列同源性为40%~60%。依据env基因序列的同源性，可以将HIV-1分为M（main）、O（outlier）、N（new）3个组。还可依据env、gag等基因序列，将其进一步划分为13个亚型，其中，M组包含了11个亚型（A~K），O组和N组分别有1个亚型，各亚型env基因核苷酸序列的差异性平均为30%。HIV-2则至少有7个亚型（A~G）。HIV-1 M组流行于全球各地，但不同地区流行的亚型有所不同。HIV-2、HIV-1的O组和N组主要在非洲西部等地局部流行。我国主要流行HIV-1，在部分地区也存在少数HIV-2感染病例。

（五）变异

HIV有一个非常显著的特点，即高度的变异性，这也是艾滋病难治的原因之一。导致HIV发生变异的一个重要原因是，在RNA病毒的复制过程中，当RNA进行逆转录时，由于所需的核苷酸数目庞大，因此常常产生一些转录错误，一般的逆转录酶具有校正功能，因此能及时修正序列。然而HIV的逆转录酶没有校正功能，使工作时错配的可能性大大增加，由于逆转录中发生错配的位置及核苷酸的种类是随机的，因此可产生许多不同的逆转录后的负链DNA，在继续向下复制的过程中产生累积效应，导致HIV的基因组发生变异。其中，env基因最容易发生突变，可导致其编码的外膜糖蛋白gp120发生变异。我们知道，gp120是表面抗原之一，抗原是用于引起机体发生免疫应答的物质，若表面抗原发生变异，则有助于病毒逃避机体的免疫清除，这就给艾滋病的治疗和疫苗的研发带来困难。

简而言之，HIV发生变异的主要原因包括逆转录酶没有校正功能而导致的随机变异、宿主的免疫选择压力、不同病毒之间及病毒与宿主之间的基因重组以及药物选择的压力。其中，不规范的抗病毒治疗是导致耐药、变异的重要原因。HIV变异株在复制效率、细胞亲和性、免疫逃逸及其导致的临床表现等方面均有明显变化。及时发现并对HIV的各种亚型进行鉴定有利于追踪艾滋病流行趋势、对HIV感染者及时做出诊断、开发诊断试剂、研制新药以及开发疫苗。

（六）抵抗力

HIV对外界理化因素的抵抗力比较弱，常用的消毒剂：70%乙醇、0.5%次氯酸钠、2%戊二醛、5%甲醛、0.5%过氧乙酸等在室温下10~30分钟即可使HIV灭活。HIV对热敏感，56℃ 30分钟能使在体外的HIV失去对人体T淋巴细胞的感染性，但无法完全灭活血清中的HIV；100℃ 20分钟可使HIV灭活；若是冷冻的血制品，则需要在68℃下加热72小时才能保证病毒被彻底灭活。此外，HIV对紫外线有较强的抵抗力，紫外线不能灭活HIV。

二、致病机制

HIV感染的显著特点是病毒会集中攻击CD4$^+$ T淋巴细胞。因CD4$^+$ T淋巴细胞表面可大量表达辅助受体CXCR4和CD4分子，所以成了HIV的主要攻击对象，即靶细胞。受到HIV感染之后CD4$^+$ T淋巴细胞会发生数量的进行性下降和功能障碍，我们知道，CD4$^+$ T淋巴细胞是一种免疫细胞，它的功能受损和数量减少可以导致机体免疫力下降，使得机体继发免疫缺陷综合征，引起各种机会性感染和肿瘤。

HIV损伤CD4$^+$ T淋巴细胞的机制十分复杂，主要有以下几方面。

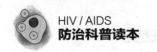

1.CD4⁺ T淋巴细胞的破坏增加　①HIV可诱导CD4⁺ T淋巴细胞发生融合，抑制CD4⁺ T淋巴细胞的正常生物合成作用，从而导致细胞死亡；②HIV可促进CD4⁺ T淋巴细胞发生凋亡；③细胞毒性T淋巴细胞（cytotoxic T lymphocyte，CTL），也称杀伤性T细胞，对感染了HIV的CD4⁺ T淋巴细胞具有杀伤作用，同时针对HIV产生的IgG抗体也可以介导细胞发挥抗体依赖的细胞介导的细胞毒性作用（antibody-dependent cell-mediated cytotoxicity，ADCC），ADCC指细胞表面表达IgG Fc受体的NK细胞、巨噬细胞和中性粒细胞等，通过与已经结合在受病毒感染的靶细胞表面的IgG抗体的Fc段结合，从而杀伤这些靶细胞。IgG抗体可介导这些细胞发挥ADCC，其中，NK细胞是发挥ADCC的主要细胞，对CD4⁺ T淋巴细胞进行破坏。

2.CD4⁺ T淋巴细胞的产生减少　人体产生淋巴细胞的部位主要是骨髓和胸腺，HIV可以侵犯人体的骨髓造血干细胞、胸腺细胞，抑制CD4⁺ T淋巴细胞的产生。

3. CD4⁺ T淋巴细胞的功能障碍　少部分受HIV感染的CD4⁺ T淋巴细胞能够得以存活，并可分化形成记忆CD4⁺ T淋巴细胞，在这类细胞中，HIV基因的表达量非常低。因此，病毒可以长期潜伏在这类细胞之中，形成HIV潜伏的主要储藏库，这就是目前无法将感染后人体中的HIV彻底清除的主要原因（图3-4）。

在上文中提到，单核-巨噬细胞也可以表达少量的CD4分子，它的辅助受体是CCR5。其与CD4⁺ T淋巴细胞的不同之处在于，单核-巨噬细胞可以抵抗HIV造成的溶细胞作用，因而病毒可以在细胞内长期处于潜伏状态，并随细胞迁移至肺、脑等人体重要组织。经HIV感染的单核-巨噬细胞丧失了吞噬和诱发机体产生免疫应答的功能，并且成为HIV潜伏的另外一个重要

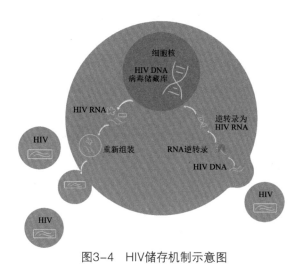

图3-4　HIV储存机制示意图

的储藏库。

在HIV感染的早期阶段，HIV以攻击单核-巨噬细胞为主（M-嗜性），因此早期病毒容易在体内进行扩散。随着感染进程的发展，HIV逐渐转为以攻击CD4+ T淋巴细胞为主（T-嗜性），造成CD4+ T淋巴细胞的大量破坏。

三、免疫性

机体感染HIV后可诱导产生特异性细胞免疫和体液免疫。在抗HIV感染中发挥作用的物质和相关机制有CTL、中和抗体以及NK细胞的ADCC等。

受HIV感染的细胞主要依靠机体特异性的细胞免疫清除病毒。据研究资料显示，CD8+和CD4+ T淋巴细胞在一定程度上可以抑制HIV复制，延缓疾病发展。CTL可以限制HIV在人体内的扩散，但是不能完全清除感染者体内的HIV，并且这种限制作用会

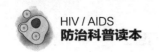

随着病程进展而减弱。前文提到，大多数HIV感染者均可产生中和抗体，中和抗体的有关作用机制此处不再赘述。然而，由于病毒首先感染的是CD4$^+$ T淋巴细胞，由此导致的CD4$^+$ T淋巴细胞早期的功能丧失会进一步造成特异性CD8$^+$ T淋巴细胞产生功能障碍，或者由于病毒抗原频繁产生变异，导致机体针对原先抗原产生的特异性抗体在生成之后对变异后的抗原无效，从而使病毒逃避了机体的免疫清除作用，使得免疫应答在阻止病情进一步恶化方面无效。NK细胞可以通过ADCC针对性地杀伤表达gp120的靶细胞，在感染HIV的早期发挥重要的抗感染作用，但此作用随着病程进展会逐渐减弱，NK细胞的功能也逐渐减弱。

四、HIV微生物检查

不论是在AIDS的诊断、指导抗病毒治疗，还是在筛查及确诊HIV感染者中，HIV微生物检查都十分有价值。通过筛查和确诊HIV感染者，相关人员可以及时采取措施，阻断HIV的传播，并且在疾病早期给予有效的抗病毒治疗。

1.检测病毒抗体　检测分为筛查及确证试验。筛查主要通过ELISA法，检查是否存在HIV抗体阳性，若结果显示阳性，则必须进行确证试验。确证试验常用蛋白质印迹法（Western blot）检测待检血清中的糖蛋白抗体（gp41、gp120/gp160）和HIV衣壳蛋白抗体（p24）等，从而确认血清抗体是否为阳性。大部分人在感染后6~12周即可在血液中检测出HIV相关抗体，在感染后6个月，几乎所有的HIV感染者均可出现阳性的抗体反应。

2.检测病毒抗原　早期诊断中可以用ELISA法检测血浆中是否存在HIV p24抗原。在感染HIV后2~3周即可检测到p24抗原，值得注意的是，机体中一旦产生p24相关抗体，则p24抗原通常转为阴性。若在疾病后期，患者体内再次出现p24抗原，则表示患者预后不良。

3.检测病毒核酸　测定血浆中病毒核酸的拷贝数（病毒载量）的方法通常是PCR。目前常通过定量RT-PCR方法检测血浆中HIV RNA的拷贝数，这个指标可以用于评价抗病毒治疗的效果以及监测疾病进展。PCR还可以用于检测受感染细胞基因组中的HIV前病毒。

第四章　HIV/AIDS人群的临床特点

第一节　流行病学

如今，HIV/AIDS在我国流行形势严峻，影响范围较广，几乎覆盖了我国所有地区，并且其覆盖范围从高危人群向一般人群发展。目前我国HIV/AIDS的流行特征主要有以下四点：①主要传播途径仍然为性传播，并且同性性行为传播的比例上升较快；②流行速度有所减缓，归功于近些年HIV感染综合防治措施的实施，其效果逐渐显现；③我国HIV/AIDS流行总体呈低流行状态，但仍有一些地区较严重；④近年来，全国受HIV/AIDS影响的人群明显增多，呈多样化模式的流行趋势。

一、传染源

HIV/AIDS的传染源是HIV感染者和AIDS患者。病毒主要存在于患者和感染者的精液、阴道分泌物、血液、乳汁、胸腹水和脑脊液等体液中。其中有重要意义的传染源包括HIV抗体阳性的无症状HIV感染者，以及HIV抗体阴性而血清病毒核酸阳性的窗口期感染者，窗口期一般为2~6周。

二、传播途径

HIV/AIDS主要有以下三种传播途径：

1. **性传播** 包括同性和异性性行为，在进行性行为时，生殖器可能会因为摩擦而产生一些微小的破损，体液中的HIV即可通过这些小伤口入侵机体而导致感染。性交方式、性伴侣的感染阶段、性交保护措施和性伴侣数量等都是影响HIV经性传播感染风险的相关因素。

2. **血液传播** 即HIV通过血液及血制品传播，具体的高危行为包括共用针具静脉注射吸毒、不规范的介入性医疗操作、输入被HIV污染的血液及血制品等。

3. **母婴传播** 感染HIV的孕产妇有多种途径将病毒传给下一代，如病毒通过胎盘进入胎儿体内；分娩时，HIV可经产道以及产后血性分泌物感染婴儿；哺乳时，通过乳汁将HIV传给婴儿。有数据显示，11%~60% 感染HIV的孕产妇发生了母婴传播。

目前还没有相关证据证明HIV可经水、食物、昆虫叮咬或日常生活接触传播，大家对此应有正确认识，科学看待HIV/AIDS，不需要过度防范，谈之色变。

三、易感人群

HIV/AIDS人群普遍易感，全国范围内，妇女、儿童的HIV感染率呈上升趋势。所谓高风险人群，即与HIV接触密切人群，其感染HIV的概率较一般人群高，主要包括男男同性性行为者、多性伴者、与HIV/AIDS人群有性接触者、静脉注射吸毒者。

四、疫情报告

我国主要推行艾滋病自愿咨询和自愿检测，在全国范围内

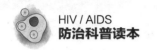

为自愿接受HIV咨询、检测的人员免费提供咨询和初筛检测，对于发现的HIV/AIDS人群应该按照《中华人民共和国传染病防治法》中规定的乙类传染病上报要求，及时向所在地疾病预防控制中心报告并采取相应措施。

五、医学管理

应当遵照隐私保密原则，注意加强对HIV/AIDS人群的随访，及时提供科学、规范的综合治疗，包括抗病毒治疗和对症支持治疗，给予患者必要的医学、心理咨询等。

六、防控措施

我国非常重视HIV/AIDS的防控工作，国家逐年加大HIV防治工作专款的投入，确保宣传教育、监测预防、治疗关怀以及科研工作的实施。2020年12月1日是第三十三个世界艾滋病日，中共中央政治局常委、国务院总理李克强对艾滋病防治工作作出重要批示。批示指出：经过各地区各部门和全社会共同努力，"十三五"我国艾滋病防治取得显著成绩。要继续毫不松懈做好艾滋病防治工作，坚持以习近平新时代中国特色社会主义思想为指导，认真贯彻党中央、国务院决策部署，结合疾病预防控制体系改革，完善防治体系和相关机制，强化政府、部门、社会、个人"四方责任"，聚焦突出难题和挑战，加大防控工作力度，进一步减少危险行为和疾病传播，加强科研攻关和药品供应保障，做好感染者困难救助和人文关怀，有效发挥社会力量防艾作用，为保障人民群众身体健康和生命安全、建设健康中国作出更大贡献！

HIV的防控措施主要还是以阻断病毒传播途径为主。

1.针对血液传播途径　严格把控血液和血制品的来源和质量，对采献血者进行HIV抗体检测，严禁非法采血。同时由于静脉注射吸毒者的存在，一方面要严厉打击吸毒、贩毒等违法犯罪活动，加强禁毒宣传；另一方面可通过设立清洁针具交换点和提供美沙酮维持治疗等方式，降低交叉感染的风险。

2.针对性传播途径　要加强对在校学生的性教育，树立健康、科学的性观念。避孕套可有效防止包括HIV/AIDS在内的许多性传播疾病的感染，有效降低感染率，为了推广避孕套的使用，我国已设立覆盖城乡范围的避孕套发放点。同时健康教育对促进性工作者、男男性行为者选择安全的性行为方式十分重要。对于HIV/AIDS人群的配偶，或者与之有性行为的人群，给予医学检测及相关的咨询服务。

3.针对母婴传播途径　在产前，孕妇可自愿进行HIV咨询和HIV抗体检测。感染HIV的孕妇通过采取终止妊娠、预防性服用抗逆转录病毒药物等方式，能在很大程度上阻断HIV的母婴传播。

4.针对职业暴露后的处理　HIV暴露的预防处理主要针对职业暴露，此外还有非职业暴露。职业暴露主要指卫生保健、公安司法等工作人员因在工作中接触HIV感染者的组织、体液等而具有被感染风险。HIV职业暴露后局部伤口的处理主要包括清洁被污染局部，一般使用肥皂水，如果黏膜被污染，应使用生理盐水冲洗，有伤口者要先将伤口处血液挤出，再进行清洗，对伤口进行消毒，然后包扎处理，建议及时就医。HIV职业暴露后应该在

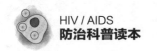

当时，以及暴露后的第4周、8周、12周及6月检测HIV抗体。通常不推荐进行HIV RNA和HIV p24抗原检测。当发生HIV职业暴露后，尤其是经评估为高感染风险时，比如有伤口接触到HIV感染者血液，应该在最短时间内（尽量在2小时内）进行预防性用药，最好不超过24小时，但即便超出24小时，也应实施预防性用药，以阻断HIV传播。

第二节　致病机制与病理变化

一、致病机制

HIV通过特定途径感染人体，主要入侵免疫系统，除了CD4$^+$ T淋巴细胞，还能感染单核–巨噬细胞、B淋巴细胞、自然杀伤细胞（NK细胞）、树突状细胞等（图4-1），但主要表现还是CD4$^+$ T淋巴细胞数量不断减少引起的机体细胞免疫功能缺陷，最后导致各种肿瘤和机会性感染的发生，所以HIV本身不致人死亡，而是通过破坏机体免疫系统，使患者抵抗力降低，引起其他疾病的发生以及药物治疗作用的降低，最终导致死亡。

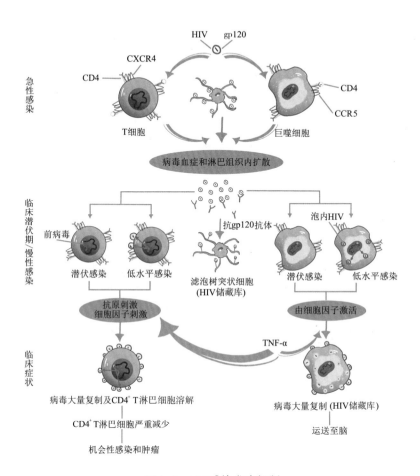

图4-1 HIV感染发病机制

1.病毒动力学 当HIV通过特定途径侵入人体后，24~48小时出现在宿主的局部淋巴结，大约在5天后可于外周血中检测到病毒成分，即表示病毒已经进入血液，继而产生病毒血症，导致急性感染的出现，由于HIV的主要攻击目标是CD4$^+$ T淋巴细胞，通过多种方式导致其发生凋亡，所以急性感染的特征性表现为CD4$^+$

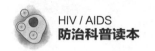

T淋巴细胞数量在短期内一过性减少。由于这时机体免疫系统还能正常工作,能够产生很好的免疫应答,能抑制HIV增殖以及清除病毒,故而大多数感染者不经过相应治疗,CD4⁺ T淋巴细胞数量也会自行恢复到正常水平,或者接近正常水平。由于病毒免疫逃逸等各种原因,人体免疫系统不能完全清除病毒,所以会形成慢性感染,其可分为无症状感染期和有症状感染期。不同个体无症状感染期的持续时间差异较大,这种无进展的状态可持续数月至数十年不等,平均为8年,因为HIV在淋巴细胞、单核-巨噬细胞中潜伏,复制活动减少,所以虽然表现为CD4⁺ T淋巴细胞数量持续减少,但进展缓慢,多维持在350~800/μl。当进入有症状感染期后,由于某些因素,激活了HIV的转录和复制,使得CD4⁺ T淋巴细胞再次快速减少,多数感染者的CD4⁺ T淋巴细胞数量会降至350/μl以下,部分终末期患者甚至会降至200/μl以下,而CD4⁺ T淋巴细胞数量减少,将导致CD4⁺ T淋巴细胞和免疫系统的功能异常,HIV感染者即进展为AIDS患者。

2.HIV感染机制　HIV需要通过与特定细胞表面受体结合才能进入细胞,细胞表面受体分为第一受体和第二受体,以HIV-1为例,其表面蛋白gp120先与第一受体结合,其中CD4为主要分子,这决定了HIV感染的宿主细胞类型。之后再与第二受体结合,其组分包括嗜淋巴细胞受体CXCR4、趋化因子受体CCR5等辅助受体。根据HIV结合第二受体的不同特性,可将HIV分为X4和R5两个类型,R5型HIV只能利用CCR5受体,X4型则能同时利用CXCR4、CCR5和CCR3受体,可能还能利用CCR2b受体。HIV的复制周期包括吸附与穿入,环化与整合,转录与翻译,装配、成熟与出芽四个环节。①吸附与穿入:HIV与受体结合时,表面蛋白gp120发生构象改变,与gp41分离,使HIV与宿主细胞膜发生融合，进入细胞。②环化与整合：HIV的RNA在逆转录酶作用下逆转录为cDNA，在细胞核内的DNA聚合酶作用下形成双链DNA中间体。一部分双链DNA留在细胞质中，另一部分则经过DNA整合酶的作用整合于宿主细胞的DNA中，这些整合上去的双链DNA即为前病毒（provirus）。③转录与翻译：前病毒一般潜伏2~10年，某些因素，比如毒品、病毒感染等可激活前病毒，其一旦被活化便会转录出RNA，一部分RNA经过加帽、加尾等修饰后形成病毒的子代基因组，另一部分RNA则经过剪切形成HIV的mRNA，随后mRNA借助宿主细胞核糖体翻译出病毒装配蛋白的原材料，这些新翻译合成的蛋白在内质网进行糖化加工，最后通过蛋白酶的裂解作用，形成子代病毒可直接组装的蛋白和酶。④装配、成熟与出芽：HIV RNA与gag蛋白结合装配成病毒的核衣壳，是病毒重要的部分，核衣壳通过出芽的方式从胞膜释放时可以获得病毒体的包膜，形成成熟的HIV颗粒。病毒感染宿主的免疫细胞后迅速增殖，并直接或间接地使细胞溶解或发生凋亡，HIV通过出芽的方式释放子代病毒颗粒，再循环以上步骤感染其他细胞。

3.CD4$^+$T淋巴细胞功能障碍和数量减少　CD4$^+$T淋巴细胞数量下降的原因主要如下：①病毒感染，诱导CD4$^+$T淋巴细胞凋亡。②病毒复制时对细胞造成的直接杀伤作用，比如病毒出芽时引起的细胞膜完整性改变等，引起细胞溶解，导致细胞死亡。③病毒复制时对细胞造成的间接杀伤作用，包括免疫系统的杀伤作用和炎症因子的释放，比如病毒表面gp120蛋白与未感染HIV的正常CD4$^+$T淋巴细胞结合，使其成为靶细胞，使CD4$^+$T淋巴细胞由于CD8$^+$细胞毒性T淋巴细胞介导的细胞毒作用和抗体依赖性细胞毒作用而发生凋亡。④HIV感染还会导致胸腺细胞的死亡、胸腺组织

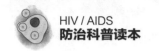

的萎缩（尤其对于小儿）等，故而CD4⁺T淋巴细胞产生减少。

除了上述CD4⁺T淋巴细胞的减少，HIV还对CD4⁺T淋巴细胞的极化群Th1/Th2平衡造成影响，Th2型细胞呈优势极化，活化CD8⁺细胞毒性T淋巴细胞的细胞因子的Th1型细胞减少，所以抗病毒的免疫应答作用减弱，向B细胞提呈抗原时出现障碍，IL-2生成及其受体减少以及产生免疫反应的能力降低，故而HIV/AIDS人群容易发生各种感染。

因为CD4⁺T淋巴细胞在细胞免疫中起核心作用，其数量的减少和功能的降低可引起：①淋巴因子的产生减少。②CD8⁺细胞毒性T淋巴细胞介导的细胞毒作用减弱。③巨噬细胞对其他病原体和肿瘤细胞的杀灭能力减弱。④NK细胞功能降低。⑤B细胞在缺乏CD4⁺T淋巴细胞对抗原的提呈后，受到特异性抗原刺激的情况下不产生正常抗体反应，而不明原因的激活和分化会导致高丙种球蛋白血症。⑥干扰骨髓中的造血干细胞分化产生血细胞的过程。

4.单核-巨噬细胞功能异常　全身各组织器官中的单核-巨噬细胞因为其表面也有CD4分子，故而也会被HIV感染。病毒可以通过单核-巨噬细胞本身对病原体的吞噬作用以及Fc受体介导的胞饮作用进入单核-巨噬细胞。因为单核-巨噬细胞可以对抗HIV感染后导致的细胞病变作用，不会迅速死亡，这部分细胞的功能异常会使得机体抗HIV和其他病原体感染的能力降低。并且在HIV感染后，病毒不会像在CD4⁺T淋巴细胞中一样大量出芽，而是在细胞内大量复制，储存在细胞质内。所以单核-巨噬细胞可以称得上是HIV天然的"储藏库"，病毒在其内不断复制，由于单核-巨噬细胞可以通过血-脑屏障，所以病毒也能借此进入中枢神经系统，引起中枢神经系统感染，这是HIV扩散的一个重要机制。

5.B淋巴细胞功能障碍 B淋巴细胞表面会低水平地表达CD4分子，所以HIV也能感染B细胞。被HIV入侵的B淋巴细胞会出现功能异常，表现出多克隆化，循环中的B淋巴细胞和免疫复合物增多，但是对新抗原的反应性降低。

6.NK细胞异常 NK细胞在HIV感染的早期就会出现减少。同时HIV感染可能导致机体产生细胞因子的过程出现障碍或HIV通过gp41结合NK细胞而直接抑制NK细胞的监视功能。其数量的减少和功能的抑制可能导致机体无法消灭体内异常增殖的细胞（如肿瘤细胞）。

7.异常免疫激活 在感染HIV后，机体会出现异常免疫系统激活，就是CD4$^+$、CD8$^+$细胞毒性T淋巴细胞会出现CD38、CD69和HLA-DR等免疫激活标志物的异常高表达，其表达升高与HIV载量增高具有相关性。随着病情发展，免疫激活标志物的水平也在升高。

二、病理变化

HIV感染后病理表现的主要特点是：组织炎症反应变少，各种病原体增殖增多，同时由于免疫缺陷，患者易发生多系统机会性感染，导致多器官的复杂的临床病理变化。

1.淋巴组织的变化 在病程早期，即出现肿大的淋巴结。镜下可观察到淋巴滤泡有明显反应性增生，髓质内有较多的浆细胞。通过电镜，可观察到生发中心的HIV颗粒主要聚集在树突状细胞中，但也可在CD4$^+$ T淋巴细胞和巨噬细胞内观察到。病情进一步发展时，在淋巴滤泡外层的淋巴细胞减少或消失，小血管出现增生，滤泡的生发中心被其分割。淋巴结副皮质区的CD4$^+$ T淋巴细胞进行性减少，副皮质区被浆细胞浸润填充。病程晚期在淋

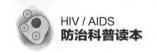

巴结的病变，通常只有在尸检时才能观察到，淋巴结中淋巴细胞几乎消失不见，仅仅留存少量浆细胞和巨噬细胞。有时特殊染色时可观察到大量分枝杆菌、真菌等病原体，但是无法观察到正常感染这类病原体时应该会出现的免疫性病理变化，比如结核肉芽肿等。在脾脏、胸腺同样也能观察到淋巴细胞的减少。成年患者的胸腺可无明显变化，而儿童患者因为感染的原因胸腺过早退化，会导致淋巴组织的萎缩。骨髓病变在早期表现为巨核细胞和粒细胞的增生，晚期可见骨髓细胞数量减少，出现较多未成熟且发育不良的前体骨髓细胞、淋巴样细胞和不典型组织细胞的增生。

2.继发性感染　HIV/AIDS病例易出现多发机会性感染，这也是本病特点之一。全身的组织、器官、系统都可能出现感染，以中枢神经系统、消化系统及呼吸系统感染常见。因为机体免疫系统严重缺陷，机体特异性免疫能力降低，所以感染后往往只出现轻微的炎症反应。

70%~80%的病例会经历一次甚至数次肺孢子虫感染，在HIV/AIDS病例中，肺孢子虫感染致死的病例数可占到机会性感染致死的50%，因此这种感染对HIV/AIDS的诊断具有参考价值。

大约70%的病例会出现中枢神经系统感染，其病原体包括新型隐球菌、弓形虫，可导致脑炎或脑膜炎。同时HIV也具有嗜神经性，并且血-脑屏障不能有效阻挡其扩散，可直接引起脑膜炎、亚急性脑病以及痴呆等。

3.恶性肿瘤　近三成的HIV/AIDS病例会发生卡波西肉瘤，常见的伴发肿瘤还有非霍奇金淋巴瘤、Burkitt淋巴瘤等。

第三节　临床表现

一、临床分期

从初始HIV感染进展至AIDS终末期，是一个长久且充满变化的过程，因为在不同感染时期，会出现各种不同临床表现。艾滋病的潜伏期一般在8~9年，短的只有数月，长者可达15年。所以，参照2018年版的《中国艾滋病诊疗指南》和我国相关标准，根据感染后的临床表现，其全过程可分为急性期、无症状期和艾滋病期三个时期（图4-2）。

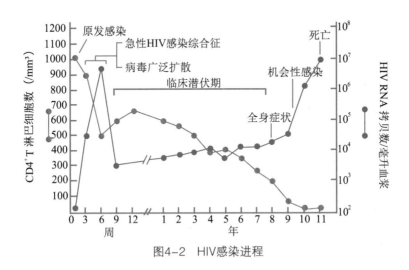

图4-2　HIV感染进程

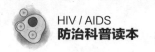

（一）急性期

急性期（primary infection），通常指发生初次HIV感染后的2~4周。大部分患者通常没有典型的症状，主要是发热，也可伴有盗汗、咽痛、腹泻、恶心、呕吐、关节痛、皮疹、淋巴结肿大及一些神经系统症状，通常持续1~3周后可自行缓解。只有少数进展快速的患者可能出现病毒血症以及免疫系统急性损伤导致的临床症状。

此期患者血液中可以检测出p24抗原和HIV RNA，但在感染后2周左右才能出现HIV抗体。CD4$^+$ T淋巴细胞数量迅速下降，所以CD4$^+$/CD8$^+$ T淋巴细胞比值可能出现倒置。部分患者可能出现轻度的白细胞及血小板减少或肝功能异常。

（二）无症状期

无症状期（asymptomatic infection），患者可由急性期发展而来，或不出现明显急性期表现而直接进入。无症状期通常持续6~8年，此期持续时间与病毒载量、HIV型别、感染途径、个体自身的免疫状况、营养状态和生活作息等相关。此期虽无症状，但HIV仍在体内大量复制，不断对免疫系统造成损伤，所以CD4$^+$ T淋巴细胞计数持续下降，且具有传染性。

（三）艾滋病期

艾滋病期是HIV感染的终末阶段。患者的CD4$^+$ T淋巴细胞数量再次迅速下降，甚至降至200/μl以下，而病毒载量明显升高。此期会出现各种HIV感染导致的免疫缺陷相关症状，如机会性感染和肿瘤。

1.HIV相关症状　主要症状有发热、腹泻、盗汗、体重下降超过10%，且持续时间在一个月以上。一些患者会出现神经系统症状，比如记忆力减退、头痛、精神淡漠、癫痫、性格改变和痴呆等。淋巴结肿大也是主要症状之一，特点为全身性及持续性，且具有以下特征：①腹股沟淋巴结以外，有两个及两个以上部位的淋巴结肿大；②淋巴结的直径大于1cm，没有压痛，且与周围组织无粘连；③持续时间在三个月以上。

2.各种机会性感染　此期的患者体内，一边是CD4$^+$ T淋巴细胞数量的下降，另一边是病毒载量的增高，导致患者免疫系统功能严重减退，故常发生机会性感染，各种机会性感染详情请见本章第六节。

第四节　实验室检查和辅助检查

一、一般检查

HIV/AIDS病例血常规检查，红细胞、血红蛋白、白细胞和血小板水平都会出现不同程度降低，还常常出现尿蛋白阳性和血生化检查的异常。除此以外，还需根据病例的具体情况决定是否检查肝炎病毒抗体，以及是否进行梅毒的螺旋体抗原血清试验和快速血浆反应素（rapid plasma reagin，RPR）试验等。

二、实验室检查

实验室检查是诊断HIV/AIDS的主要手段，通常包括HIV的抗体和抗原检测、HIV核酸的定性及定量检测、免疫细胞检测以及HIV耐药检测等。其中HIV抗体检测是诊断HIV感染的金标准；HIV核酸定量（代表体内病毒载量）检测和免疫细胞检测则主要用于判断HIV/AIDS进展、指导临床用药、疗效评估以及

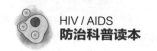

预后判断；HIV耐药检测可以科学地指导HAART用药的选择和更换。

1.HIV–1/2抗体检测　主要分为筛查试验（含初筛及复检）和确证试验。筛查方法有ELISA、明胶颗粒凝集试验、免疫荧光试验、各式快速试验（比如斑点免疫胶体金快速试验、斑点ELISA和免疫层析试验等）等。确证试验在临床上常用的方法为蛋白质印迹法。

筛查试验呈阴性反应时，需要结合病史及接触史进行判断。如果筛查试验结果为阳性，则应用原有试剂和另外一种不同原理或不同厂家的试剂进行重复试验，或另外两种不同原理或不同厂家的试剂进行重复试验，如果两种试剂复测均呈阴性反应，则为HIV抗体阴性；如复测中有一种试剂阳性，或两种试剂均呈阳性反应，就需要进行确证试验。确证试验使用的蛋白质印迹法，主要看是否出现抗体的特异性条带，如果没有出现特异性条带，则出具HIV抗体阴性的报告。如果出现抗体的特异性条带，但没有达到阳性结果的标准，就只能出具病毒抗体不确定报告，需要在4周之后进行随访。如果条带结果没有进展性变化或呈阴性结果，就可以报告病毒抗体阴性。如果随访期实验结果出现进展，达到判定HIV抗体阳性的标准就可以报告阳性。如果实验结果进展但仍然没有达到阳性的标准，无法判断，则继续在8周之后进行随访。需要注意的是，在报告患者病毒抗体阳性时，应遵循保密原则进行咨询和报告。

2.HIV核酸定量检测　由于病毒大量复制，临床上可以通过检测患者血浆中的病毒RNA来表示病毒载量，通常用每毫升血浆中HIV RNA的拷贝数（copies/ml）或国际单位（IU/ml）

来表示。病毒载量的测定通常用逆转录聚合酶链反应（reverse transcription-polymerase chain reaction，RT-PCR）技术、分枝链DNA信号放大技术、核酸序列扩增（nucleic acid sequence-based amplification，NASBA）法以及实时荧光定量PCR技术。

检测患者体内病毒载量具有重要临床意义：预计HIV/AIDS的进程、判断是否开始抗病毒治疗、评估治疗的效果、为调整治疗方案提供依据，也可辅助对HIV感染早期进行准确诊断。比如针对月龄在18月以下的婴幼儿，可使用两次HIV载量检测的结果作为判断是否感染HIV的参考依据，等到长至18月以上时，再做血清HIV抗体试验确诊。

如果病毒载量的检测结果不能达到检测下限，提示没有感染HIV，或抗病毒治疗效果非常理想以及机体本身就能有效遏制HIV复制。HIV载量的检测结果高于检测下限时，只能作为辅助指标帮助诊断HIV感染，而不能单独依据此结果做出诊断。

理想的病毒载量检测频率：对于已经接受HAART6个月以上、病毒复制抑制良好的患者，推荐每6个月进行1次检测。接受HAART在6个月以内，病毒载量没有得到很好控制或者需要对原来治疗方案进行调整时，此时的检测频率需根据患者的个人情况由主治医生判断。建议在条件允许的情况下，未经治疗的无症状期感染者每年应该接受1次检测，在刚开始HAART或对治疗方案进行调整前应该每4~8周接受1次检测。感染者在病毒载量降至检测下限以下后，应每3~4个月接受1次检测。而对于病毒载量控制理想，机体的免疫状态、临床表现都很稳定，并且依从性好的患者，可以延长至每6个月检测1次。

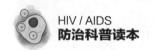
3.CD4$^+$ T淋巴细胞检测 了解CD4$^+$ T淋巴细胞计数同样有着重要临床意义：掌握和监测患者的免疫状态，确定疾病分期，了解病程进展，把握治疗时机以及对疗效进行评估。一般使用的CD4$^+$ T淋巴细胞的计数方法有流式细胞术，通过该方法可以直接得到CD4$^+$ T淋巴细胞数量的绝对值，或者用白细胞分类计数法间接换算出CD4$^+$ T淋巴细胞绝对值。

CD4$^+$ T淋巴细胞绝对值的检测频率需要在医生指导下，根据患者个人身体情况决定：通常推荐，CD4$^+$ T淋巴细胞数量 > 350/μl的无症状期感染者，应该每6个月接受1次检测，对已经接受抗病毒治疗的患者，推荐在接受治疗的第1年里每3个月接受1次检测，在治疗1年之后各指标理想的患者可每6个月接受1次检测。

4.HIV耐药检测 HIV耐药检测能指导抗病毒治疗方案中药物的选择和更换，HIV耐药检测包括基因型以及表型检测，现在国内外常用基因型。在接受抗病毒治疗之后，病毒载量控制情况不理想或者因治疗失败而调整治疗方案时，建议进行HIV耐药检测。在开始抗病毒治疗之前，在条件允许情况下，也应进行HIV耐药检测，以指导抗病毒药物的选择、优化治疗方案。

三、艾滋病机会性感染的相关检查

艾滋病机会性感染的相关检查常用于临床有症状或CD4$^+$ T淋巴细胞计数降低的HIV感染者的机会性感染的鉴别诊断。根据所在地区常见的机会性感染的种类、感染者的具体情况可以进行胸部X线检查和支气管分泌物检查，肺泡灌洗、毛刷拭子以及经气管镜肺活检有利于了解肺部感染情况。对于有中枢神经系统感染的感染者应行脑脊液涂片检查及抗酸染色、墨汁染色、隐球菌抗原检测等，以寻找病原微生物感染的证据。血液和分泌物培养可辅助确诊继发性细菌感染。皮肤及骨髓组织的病理活检是诊断卡波西肉瘤和淋巴瘤的金标准。对于持续存在高危性行为的人群应每3个月进行1次RPR试验。

第五节　HIV/AIDS的诊疗

一、HIV感染的诊断

（一）HIV感染的诊断原则

HIV感染的诊断需结合流行病学史（包括不安全性行为史、静脉注射毒品史、输入未经HIV抗体检测的血液或血制品史、HIV抗体阳性者所生子女或职业暴露史等）、临床表现和实验室检查等进行综合分析，慎重做出诊断。

（二）HIV感染者的就诊

HIV感染者普遍的就诊科室为感染科及皮肤性病科，而当出现相关并发症后，则需要去相应科室就诊。高危人群建议尽早至当地医院或疾病预防控制中心（以下简称疾控中心）做免费的HIV筛查试验。医院进行HIV筛查试验流程与普通看病挂号流程类似，需携带身份证挂号就诊，当天可以进行检测，第二天或隔天取检测结果。疾控中心进行HIV筛查试验的流程为：出示身份证，进入免费检测流程，检测后一小时左右取结果。

HIV的检测一般分为两步。第一步是进行筛查试验，目的是

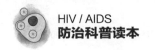

初步判断被检测者是否感染。当结果为阳性时，为了使检测的结果更可信，需立即进行第二步补充试验，最后由临床医生依据实验室检查结果，同时结合被检测者临床表现和流行病学史做出诊断。检测方式包括血液检测、尿液检测和唾液检测。血液检测结果最准确，但是唾液检测和尿液检测在样本采集时具有便利性和无创伤性，更适合大众筛查检测。

值得注意的是，HIV的检测存在检测窗口期，检测窗口期是指从感染HIV到从血液中能够检测出HIV的抗原、抗体或者病毒核酸这些感染标志物所需的时间。目前常用方法是检测HIV抗体，抗体检测的窗口期为4~12周。因此，若某人存在高危性行为，推荐在4周左右进行HIV抗体检测，这样可以避开抗体检测的窗口期，使检测结果更加准确。发生高危性行为后担心感染HIV以及对检测过程存在疑问的人，可到当地疾控中心的自愿咨询检测门诊、当地医院、妇幼保健医院等医疗机构寻求帮助。自2007年起，我国已经试点推行医疗卫生服务机构医务人员主动提供的检测与咨询服务（provider-initiated HIV testing and counselling，PITC），促使医疗卫生机构的医务人员主动为前来就诊的人群推荐HIV检测以及提供HIV检测前的咨询，扩大HIV检测咨询的覆盖面（图4-3）。

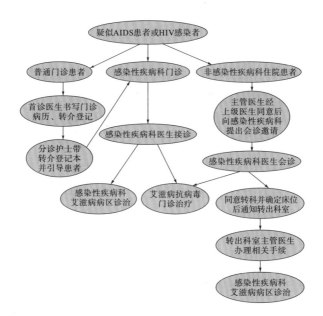

图 4-3 HIV感染者就诊流程图

（三）HIV感染的诊断标准

1.不同年龄的诊断标准

（1）成人、青少年及18月龄以上婴幼儿，符合下列一项者即可诊断：①HIV抗体筛查试验阳性和HIV补充试验阳性（抗体补充试验阳性、核酸定性检测阳性或核酸定量＞5000copies/ml）。②HIV分离试验阳性。

（2）18月龄及以下婴幼儿，符合下列一项者即可诊断：①为HIV感染母亲所生和HIV分离试验结果阳性。②为HIV感染母亲所生和两次HIV核酸检测均为阳性（第二次检测需在出生6周后进行）。③有医源性暴露史，HIV分离试验结果阳性或两次HIV核酸检测均为阳性。

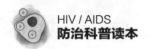

2.不同发病期的诊断标准

（1）急性期的诊断标准：患者半年内有流行病学史或急性HIV感染综合征，HIV抗体筛查试验阳性和HIV补充试验阳性。

（2）无症状期的诊断标准：有流行病学史，结合HIV抗体阳性即可诊断。对无明确流行病学史但满足实验室诊断标准的也可诊断。

（3）艾滋病期的诊断标准：成人及15岁以上（含15岁）青少年。HIV感染加下述各项中的任何一项，即可诊断为艾滋病期，而CD4$^+$T淋巴细胞数＜200/μl，也可诊断为艾滋病期。

1）不明原因的持续不规则发热（38℃以上），且持续1个月以上；

2）腹泻（大便次数多于3次/天），持续1个月以上；

3）6个月内体重下降10%以上；

4）反复发作的口腔真菌感染；

5）反复发作的单纯疱疹病毒感染或带状疱疹病毒感染；

6）肺孢子菌肺炎；

7）反复发生的细菌性肺炎；

8）活动性结核或非结核分枝杆菌病；

9）深部真菌感染；

10）中枢神经系统占位性病变；

11）中青年出现痴呆；

12）活动性巨细胞病毒感染；

13）弓形虫脑病；

14）青霉菌感染；

15）反复发生的败血症；

16）皮肤黏膜或内脏的卡波西肉瘤、淋巴瘤。

15岁以下儿童，符合下列一项者即可诊断：HIV感染和CD4$^+$T淋巴细胞百分比 < 25%（ < 12月龄），或者 < 20%（12~36月龄），或者 < 15%（37~60月龄），或者CD4$^+$ T淋巴细胞计数 < 200/μl（5~14岁）。HIV感染和伴有至少一种儿童HIV感染的指征性疾病。

二、HIV感染后的治疗

HIV感染后一般分为急性期、无症状期和艾滋病期三个阶段，艾滋病期是感染病毒后的最终阶段，在这一时期，患者体内病毒载量急剧增加，CD4$^+$ T淋巴细胞数量大幅降低，导致机体出现免疫功能缺陷的相关反应，例如机会性感染、肿瘤和体重下降。如果患者不接受有效的治疗，会导致不良预后，甚至死亡。现在全球范围内仍缺乏根治艾滋病的有效药物，因此现阶段的治疗目标是：最大限度降低病毒载量，并可以长期维持；免疫功能重建以及维持患者现存免疫功能；提高患者的生活质量，尽量降低HIV相关疾病的发病率和死亡率。在确定HIV感染后，患者应进行全身检查，明确身体是否存在潜在感染以及相关的治疗禁忌症。

HIV感染后的治疗强调综合治疗，内容包括：一般治疗、抗病毒治疗、免疫重建及针对机会性感染和恶性肿瘤等并发症的治疗。当下虽不能根治HIV，但可采取抗病毒治疗手段控制病程进展，HIV的预后与治疗时机密切相关，在终身服药的前提下，可以使HIV变成像高血压、糖尿病一样的慢性病，病情可以长期稳定。早期患者普遍治疗依从性良好，通过接受抗病毒治疗，可以在一定程度上修复自身免疫功能，减少细菌性感染和恶性肿瘤等并发症的发生概率。

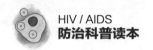

（一）一般治疗

HIV感染者或AIDS患者不需要进行隔离治疗。由于HIV在人体内的潜伏期一般为8~9年，HIV感染者可维持数年不出现明显的症状，无症状HIV感染者仍可保持正常的工作和生活，应根据具体自身病情进行治疗，并密切监测病情的变化，定期治疗并随访评估。高危人群应注意定期体检，若出现轻微呼吸道症状、全身皮疹及淋巴结肿大，应及时就医。对HIV感染急性期或已发展为AIDS的患者，应注意休息，给予高热量、多维生素饮食，开展有效的抗病毒治疗，定期复诊。终末期患者可选择静脉输液补充营养，加强支持疗法，包括输血及营养支持疗法，预防水、电解质失衡。

（二）抗病毒治疗

抗病毒治疗是HIV治疗的关键。HAART的应用大大提高了抗HIV治疗的效果，显著改善了患者的生活质量和预后。近年来艾滋病全球发病率和死亡率的下降也正是归功于抗病毒治疗覆盖面的不断扩大。抗病毒治疗的目标是：降低HIV感染的发病率和死亡率，降低非艾滋病相关疾病的发病率和死亡率，使患者获得正常的期望寿命，改善生活质量。除了治疗所有感染者，在高危人群中进行暴露前预防也可有效减少新发病例数。近几年接受抗病毒治疗的人群数量不断增加，抗病毒治疗的覆盖面不断扩大，抗病毒治疗方案也在不断发展。

1.抗逆转录病毒治疗　抗逆转录病毒治疗（antiretroviral therapy，ART）是针对病原体的特异治疗，目标是最大限度地抑制病毒复制，使病毒载量降低至检测下限以下并减少病毒变异；重建或者改善免疫功能；减少异常的免疫激活；减少HIV的传播；降低HIV感染的发病率和病死率、降低非艾滋病相关疾病的发病率和病死率，使患者获得正常的期望寿命，提高生活质量。

目前临床上共有50余种抗逆转录病毒的药物，可分为7类，分别是核苷类逆转录酶抑制剂（nucleoside reverse transcriptase inhibitors，NRTIs）、非核苷类逆转录酶抑制剂（nonnucleoside reverse transcriptase inhibitors，NNRTIs）、蛋白酶抑制剂（protease inhibitors，PIs）、整合酶抑制剂（integrase strand transfer inhibitors，INSTIs）、融合抑制剂（fusion inhibitors，FIs）、CCR5抑制剂以及新型作用机制药物（如CD4吸附后抑制剂）。另外还有常与PIs合用的利托那韦（RTV）、考比司他（COBI）2种增效剂。ART方案通常包括两种NRTIs（称为骨干药物）和另一种药物。根据目标人群的不同，ART方案分为优选方案（初治人群）、二线方案（初治失败人群）及优化和简化的治疗方案（针对病毒载量控制良好，因药物不能耐受或为减少药物相互作用等原因须改变方案者）。进行药物治疗时需要注意成人剂量和儿童剂量不同。常见的药物不良反应有恶心、呕吐、腹泻、头晕，严重不良反应可能有骨髓抑制、肝肾毒性，对于糖类、脂肪代谢异常者更应密切监测，避免产生严重不良后果。还需注意药物配伍的禁忌，制订ART药物使用方案时需要综合考虑药物的不良反应、相互作用及可及性，以及患者的用药史、经济能力、服药负担、耐药性等因素。

2.我国现有的抗病毒药物及方案 尽管目前用于ART的药物可以在病毒生命周期的多个环节起作用，但由于药物的可及性，我国可供选择的ART药物仍然有限。目前我国可选的免费抗病毒药物包括4种核苷类逆转录酶抑制剂［司他夫定（d4T）、拉米夫定（3TC）、替诺福韦（TDF）和齐多夫定（AZT）］，2种非核苷类逆转录酶抑制剂［依非韦伦（EFV）和奈韦拉平（NVP）］

和1种蛋白酶抑制剂［洛匹那韦/利托那韦（LPV/r）］。阿巴卡韦（ABC）也包含在我国免费抗病毒药物目录中，但仅限儿童使用。除此以外，目前中国也有其他抗病毒药物可供选择，但属于自费行列，例如替诺福韦/恩曲他滨、阿巴卡韦/拉米夫定、齐多夫定/拉米夫定、拉替拉韦（RAL）、多替拉韦（DTG）。常见抗病毒药物见表4-1。

表4-1　常见抗病毒药物

类别	药物名称
核苷类逆转录酶抑制剂（NRTIs）	阿巴卡韦（Abacavir，ABC）、司他夫定（Stavudine，d4T）、恩曲他滨（Emtricitabine，FTC）、拉米夫定（Lamivudine，3TC）、丙酚替诺福韦（Tenofovir alafenamide，TAF）、替诺福韦（Tenofovir disoproxil fumarate，TDF）、齐多夫定（Azidothymidine，AZT）
非核苷类逆转录酶抑制剂（NNRTIs）	多拉韦林（Doravirine，DOR）、依非韦伦（Efavirenz，EFV）、依曲韦林（Etravirine，ETR）、奈韦拉平（Nevirapine，NVP）、利匹韦林（Rilpivirine，RPV）
蛋白酶抑制剂（PIs）	阿扎那韦（Atazanavir，ATV）、达芦那韦（Darunavir，DRV）、福沙那韦（Fosamprenavir，FPV）、茚地那韦（Indinavir，IDV）、奈非那韦（Nelfinavir，NFV）、利托那韦（Ritonavir，RTV）、替拉那韦（Tipranavir，TPV）

整合酶抑制剂（INSTIs）	拉替拉韦（Raltegravir，RAL）、艾维雷韦（Elvitegravir，EVG）、多替拉韦（Dolutegravir，DTG）
融合抑制剂（FIs）	恩夫韦地（Enfuvirtide，ENF，T20）
CCR5抑制剂	马拉维若（Maraviroc，MVC）

3.各类药物的特点

（1）核苷类逆转录酶抑制剂（NRTIs）：该类药物可选择性抑制HIV逆转录酶，作用于正在延长的DNA链，抑制HIV的复制。常用药物包含阿巴卡韦（ABC）、司他夫定（d4T）、恩曲他滨（FTC）、拉米夫定（3TC）、替诺福韦（TDF）、齐多夫定（AZT）等。目前，传统的TDF正在逐渐被丙酚替诺福韦（TAF）替代。TAF为一种新兴的NRTI，有研究证明包含TAF的方案的治疗效果不弱于包含TDF方案的治疗效果。相比于TDF，TAF更易浓集于淋巴组织，且在CD4$^+$ T淋巴细胞中更能有效转化为药物的活性形式。由于TAF有特殊的组织分布性，血药浓度较低，因此TAF的肾毒性、骨骼毒性更低，已有许多临床研究证实了它短期内使用的安全性。TAF与FTC的联合使用已经成为6岁以上儿童和青少年的首选NRTIs组合。

传统的NRTIs不良反应多，对于不能耐受的患者，可替换为同类中毒性较小的药物（如TAF等）。临床治疗中，TDF和TAF常可交替使用，TAF的肾毒性和促骨质疏松作用较弱，但TDF具有价格优势，对血脂的影响较小。

（2）非核苷类逆转录酶抑制剂（NNRTIs）：主要作用于

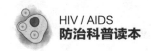

HIV逆转录酶特定位点，使其失去活性。常用药物有多拉韦林（DOR）、依非韦伦（EFV）、依曲韦林（ETR）、奈韦拉平（NVP）、利匹韦林（RPV）。当前，NNRTIs中的DOR逐渐成为ART的重要药物。多项临床试验证明DOR复方单片制剂的有效性和安全性较高，不良反应（眩晕、睡眠障碍、感觉异常）的发生率较低。但需注意，DOR使用时不能与利福平和利托那韦合用。此外，DOR还有其他优势，如单片制剂每日给药1次，无进食限制，与质子泵抑制剂无明显的药物相互作用，且对心功能无明显影响。

（3）蛋白酶抑制剂（PIs）：作用机制为抑制蛋白酶，即阻断HIV复制和成熟过程中必需蛋白质的合成。常用药物有利托那韦（RTV）、洛匹那韦（LPV）、替拉那韦（TPV）、阿扎那韦（ATV）、达芦那韦（DRV）。PIs类药物种类较多，目前常用的增效蛋白酶抑制剂（bPI）主要有LPV/r、DRV/COBI和DRV/RTV等。DRV/COBI/FTC/TAF是近年来研制的一个含bPI的联合制剂，临床试验证明该制剂在初治患者及病毒载量被有效控制的患者中具有一定有效性和安全性。但需要注意的是，乙型肝炎及丙型肝炎患者使用DRV/COBI时可能出现严重的肝脏损害，且DRV含有磺胺基团，可能导致患者出现严重的过敏反应，应当谨慎用于对相关药物过敏者。LPV/r可导致心律失常、胰腺炎等不良反应。bPI可用于初治方案，也可用于调整初治方案。多项临床研究均证明，当bPI与另一种敏感药物或多种部分敏感药物同时应用时，可有效降低初治失败患者体内的病毒载量。因此，bPI是初治失败或耐药患者的主要选择药物。

（4）整合酶抑制剂（INSTIs）：近年INSTIs类药物已成为ART优选药物，INSTIs通过抑制病毒DNA整合至宿主DNA来影响病毒的复制，具有高效、低毒、药物相互作用少、耐药率低和服药方便等优点。目前INSTIs主要有拉替拉韦（RAL）、艾维雷韦（EVG）、多替拉韦（DTG）和比克替拉韦（BIC）。总体而言，DTG和BIC逐渐成为ART的骨干药物。其中RAL是第一个被批准用于初治、经治患者的INSTIs药物。以DTG为基础药物的方案相比以EFV、DRV为基础药物的方案，能更快地降低病毒载量，提升$CD4^+$ T淋巴细胞数量，且其耐药屏障高、病毒学失败风险低、与其他药物相互作用少。但DTG在孕妇中使用的安全性尚未得到一致认可，一项研究提示，孕妇使用DTG可能会造成婴儿神经管畸形，因此如果不能持续有效避孕，应当避免使用DTG，及时换回以EFV为基础药物的治疗方案。BIC耐药屏障较高，可用于优化含INSTIs的药物治疗方案、提升PIs的效果。但是BIC不能和利福平同用，肾功能异常的患者也应谨慎使用BIC。目前尚无足够证据证明BIC在孕妇中的安全性，但已有研究指出与其结构相似的DTG会对胎儿的神经发育造成不良影响，故妊娠12周以内的孕妇及计划怀孕的妇女都应该避免使用该药物。

（5）融合抑制剂（FIs）：该类药物可阻碍病毒包膜与宿主细胞膜的融合，从而阻止病毒进入胞内，降低病毒载量。这类药物种类相对较少，临床上主要用于耐药患者，近年来该方面的研究进展主要体现在长效制剂的研发上。FIs的研制以具有抗HIV融合活性的人类血浆白蛋白共轭肽（包括T20和C34）为基础。恩夫韦地（T20）为国际上该类第一个上市药物，由于该药化学性质为多肽，须皮下注射使用，可能会引起注射部位红肿、瘙痒或其他过敏反应，其半衰期在4小时左右，每天给药2次。我国自主研发的世界上首个长效FIs，即艾博卫泰（ABT）于2018年6月在国内上市。ABT以C34为模板，将其修饰后增强了药物的可溶性、稳定性和抗病毒活性，进入血液后可与白蛋白共价结合，

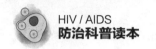

其半衰期长达11~12天，达到稳定的血药浓度后可每周静脉滴注1次。

（6）CCR5抑制剂：近年来，CCR5抑制剂的研究进展缓慢，CCR5抑制剂仍主要应用于耐药患者。CCR5抑制剂仅对利用CCR5作为辅助受体的HIV有效，故在使用CCR5抑制剂前患者要做特殊的检测。目前该类药物仅有马拉维若（MVC），主要与骨干药物一同用于耐药患者。MVC还具备一定的免疫调节功能，可能有利于免疫重建，恢复因HIV感染而被破坏的调节性T细胞亚群结构。但有研究显示，服用MVC的患者的CD4/CD8比值恢复率低，该药物的使用可能不利于预后。CCR5抑制剂对初治期HIV感染者的疗效和安全性未必比目前的优选方案更好，因此尚未被推荐用于一线方案。

（7）CD4吸附后抑制剂：2018年首款CD4吸附后抑制剂ibalizumab（IBA）通过美国食品药品监督管理局（FDA）批准，适用于对多种药物耐药、现有药物控制不理想的患者。该药物为CD4单克隆抗体，通过与CD4结合阻止HIV进入细胞，主要组织相容性复合体Ⅱ类分子与CD4的结合不受该药物的影响。目前大多数研究倾向于将IBA与其他药物联合使用，单药有较高耐药风险，因而不被推荐。该类药物在临床应用中的价值尚需要进一步研究。

4.成人及青少年进行HAART的时机与方案

（1）成人及青少年开始的时机。一旦确诊HIV感染，无论CD4[+] T淋巴细胞水平高低，都应该立即开始治疗。在开始HAART前，需取得患者的同意和配合，教育患者保持良好的用药依从性。如患者存在严重的机会性感染，或正处于既往慢性疾病的急性发作期，应在病情稳定后开始治疗。启动HAART

后，需终身治疗。

（2）成人及青少年的初始HAART方案。初治患者推荐方案为两种NRTIs类骨干药物联合第三类药物治疗。第三类药物可以为NNRTIs、bPI或INSTIs。有条件的患者可以选用复方单片制剂。

5.特殊人群的HAART

（1）儿童。HIV感染儿童应及早开始HAART。有调查显示，如果没有及时开展HAART，HIV相关病死率在出生后第1年将会达到20%~30%、第2年可以超过50%。

HIV感染儿童进行HAART的时机：

1）10~18岁的患者不论WHO临床分期及CD4$^+$ T淋巴细胞计数水平均应进行HAART，对于WHO临床分期为3和4期患者或CD4$^+$ T淋巴细胞≤350/μl的患者应优先尽快启动HAART；

2）不到10岁的患者不论WHO临床分期及CD4$^+$ T淋巴细胞计数水平均应进行 HAART，处于以下情况时应优先尽快启动HAART：①≤2岁的儿童；②＜5岁的儿童，WHO临床分期为3和4期、CD4$^+$ T淋巴细胞 ≤750/μl或CD4$^+$ T淋巴细胞百分比≤25%；③≥5岁的儿童，WHO临床分期为3和4期或CD4$^+$ T淋巴细胞≤350/μl。

HIV感染儿童的HAART效果监测：

1）病毒载量是衡量HAART效果的首要检测指标，治疗6个月后，应每年或在怀疑治疗失败时检测；

2）CD4$^+$ T淋巴细胞计数可作为监测HAART效果的另一项指标，应每3~6月检测1次，但只通过CD4$^+$ T淋巴细胞计数不能确定治疗效果；

3）临床监测是儿童HAART效果监测的必要部分，每次随访都应进行身高、体重、生长发育情况检测及依从性监测。

（2）孕妇。预防HIV母婴传播应该综合考虑3个方面：①降低HIV母婴传播率；②提高婴儿健康水平和婴儿存活率；③关注孕妇及婴儿的健康。预防HIV母婴传播的有效措施为及早服用抗逆转录病毒药物，在正规医院进行安全助产以及科学的产后喂养指导。

（3）哺乳期妇女。母乳喂养具有传播HIV的风险，是HIV高危传播途径之一。感染HIV的母亲应避免母乳喂养。如果坚持母乳喂养，则整个哺乳期都应继续HAART。治疗方案与怀孕期间采取的方案应一致，且需在新生儿出生6个月后停止母乳喂养。

（4）合并结核分枝杆菌感染者。该类合并感染者的一线HAART方案是：TDF（AZT）+3TC（FTC）+EFV，含INSTIs的HAART方案也被证明有良好的治疗效果，正在接受DTG治疗的合并感染者，若合并使用利福平，需要增加DTG的剂量；而使用RAL联合利福平的合并感染者，可考虑增加RAL剂量或维持原剂量。利福布汀对肝药酶的诱导作用较弱，使用DTG或RAL治疗合并感染者时可以考虑使用利福布汀替代利福平，这时就不需要调整剂量。如果患者使用利福布汀进行治疗，推荐选择含PIs的HAART方案。

（5）美沙酮维持静脉注射药物依赖者。美沙酮维持静脉注射药物依赖者开始HAART的时机与普通患者无异，但应注意毒品成瘾性对患者服药依从性的影响。在开始HAART前医生应充分向患者说明服药依从性对治疗效果的重要性，尽量采用简单固定的治疗方案。静脉注射药物依赖者可首选含RAL或DTG的HAART方案。有调查显示，持续监督药物分发情况可有效提高患者服药依从性，此外，应注意抗病毒药物与美沙酮之间的相互作用。

（6）合并HBV感染者。

1）治疗和检测：CD4[+] T淋巴细胞计数水平对治疗时机无影响，只要无抗HIV治疗的指征，均建议HIV感染者尽早进行HAART。HIV、HBV合并感染者应同时治疗两种病毒感染，治疗方案可包括两种抗HBV活性的药物，NRTIs中推荐TDF、TAF+3TC或FTC（其中TDF +FTC及TAF+FTC有合剂剂型）。治疗过程中需对HBV相关指标，如HBV DNA、肝脏生化、肝脏影像学等进行监测。

许多学者不建议对HIV、HBV合并感染者仅使用1种有抗HBV活性的NRTI治疗乙型肝炎，以避免诱导HIV对NRTIs产生耐药性。

2）需要注意肾功能不全者：①肌酐清除率＜60ml/min，不能选择TDF或应调整TDF剂量。②30ml/min＜肌酐清除率＜50ml/min，可考虑选择包含TAF+FTC（3TC）的方案。③不能使用TDF或TAF时，在HAART方案的基础上应加用恩替卡韦。④若HIV、HBV合并感染者为妊娠期妇女，建议使用包含3TC（FTC）+TDF的用药方案，TAF尚未批准用于妊娠期妇女。

6.治疗监测　治疗过程中的及时检测是HAART方案实施不可或缺的一部分，在进行HAART的过程中，要定期进行临床评估和实验室检测，以评价治疗的效果，及时发现抗病毒药物的不良反应，以及是否产生病毒耐药性等，必要时更换药物，以保证抗病毒治疗的效果。

（1）疗效评估：HAART的有效性主要通过病毒学指标、免疫学指标和临床症状三方面进行评估，其中病毒学指标为最重要的指标。

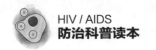

1）病毒学指标。大多数患者进行HAART后血浆病毒载量4周内应下降1个log值以上，在治疗后的3~6个月病毒载量应该降低到检测下限以下水平。

2）免疫学指标。在进行HAART后1年，CD4⁺ T淋巴细胞计数与治疗前相比增加30%或增加100/μl，提示治疗有效。

3）临床症状。反映HAART效果的一个敏感指标是体重变化，对于儿童可观察身高、发育改善情况。进行HAART之后机会性感染的发病率和HIV感染的相关病死率可以明显降低，注意开始HAART3个月内出现的机会性感染应与免疫重建炎症综合征相鉴别。

（2）病毒耐药性检测：病毒耐药性是导致抗病毒治疗失败的主要原因之一，对HAART疗效不佳或失败者可行病毒耐药性检测。

（3）药物浓度检测：特殊人群如儿童、妊娠期妇女及肾功能不全者等，在条件允许的情况下可进行药物浓度监测。

（4）药物不良反应观察：抗病毒药物的不良反应及个体的耐受性会影响患者的服药依从性，进而影响HAART的效果，所以适时观察并及时处理药物的不良反应对于提高治疗效果至关重要。

（三）免疫重建

免疫重建指通过抗病毒治疗及其他医疗手段使HIV感染者受损的免疫功能恢复或接近正常，这是HIV/AIDS治疗的目标之一。在免疫重建的过程中，患者可能会出现一组临床综合征，表现为发热、潜伏感染的出现或原有感染加重或恶化，称为免疫重建炎症综合征（immune reconstitution inflammatory syndrome，IRIS）。IRIS发生时，应继续进行抗病毒治疗，根据情况对出现的潜伏性感染进行针对性治疗，症状严重者可短期使用糖皮质激素。

（四）常见药物的不良反应

1.核苷类逆转录酶抑制剂（NRTIs） AZT常见的不良反应为贫血，中性粒细胞减少，乳酸酸中毒或肝脏脂肪变性引起的肝大、脂肪萎缩，脂肪代谢障碍及肌病。当患者$CD4^+$ T淋巴细胞计数 < $200/\mu l$、身体质量指数（BMI） > $25kg/m^2$（或体重 > 75kg）以及长期使用NRTIs后出现药物不良反应时，可用TDF或ABC替代。

TDF常见的不良反应为慢性肾损害，骨密度降低，肝脏脂肪变性引起的肝大。当患者患有潜在肾脏疾病、BMI < $18.5kg/m^2$或体重 < 50kg、患有高血压、合并使用其他肾损害药物或蛋白酶抑制剂时，易出现急性肾损害。有成人软骨病、儿童佝偻病、骨折病史，或存在骨质疏松及骨密度降低的高危因素者，易出现骨密度降低的情况，可用ABC、TAF或AZT替代TDF。

3TC不良反应较轻，但在合并HBV感染者中，停用3TC可致急性肝衰竭。

2.非核苷类逆转录酶抑制剂类（NNRTIs） EFV易影响具有精神疾病病史者的精神症状，并具有中枢神经系统毒性，可以减少剂量，或用LPV/r替代。若条件允许可以改用INSTIs。而当患者存在潜在肝脏疾病或合并使用其他肝毒性药物时，常见的不良反应为肝损伤。

3.蛋白酶抑制剂（PIs） LPV/r不宜应用于既往有心脏传导系统疾病者，当患者同时使用其他可能引起长PR或QRS间期的药物，或者患者合并有低钾血症时，该药易造成心电图异常或尖端扭转型室性心动过速。对于处于AIDS病情发展阶段的患者易诱发胰腺炎和腹泻。

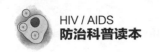

4.整合酶抑制剂（INSTIs） RAL常见的不良反应为肝炎、肝衰竭、皮疹以及超敏反应。可使用其他类别药物替代，如PIs。

DTG常见的不良反应有腹泻、恶心、头痛、发热等，少见的有超敏反应，包括皮疹、全身症状及器官功能损伤（包括肝损伤），当患者合并HBV或HCV感染，或者合并其他肝脏疾病时，该药易引发肝损伤、中枢神经系统毒性等不良反应，需改用其他类别药物。

临床上进行抗病毒治疗的目标不仅是改善患者预后，还要提高患者生存质量。近年来抗病毒治疗的研究进展主要体现在新型药物和新作用机制药物的研究，抗病毒治疗方案也在不断地被优化和简化。各类指南推荐的优选抗病毒治疗方案中，多以TAF/FTC和TDF/FTC作为骨干药物，以INSTIs及bPI作为抗病毒治疗方案的备选药物，抗病毒治疗的发展热点为单片复合制剂和长效制剂的研究。

（五）依从性

依从性指患者按医生规定进行治疗、采取与医嘱一致的行为，反之则称为非依从性。依从性可分为完全依从、部分依从（超过或不足剂量用药、增加或减少用药次数等）和完全不依从。治疗开始前，医生应当充分强调治疗依从性的重要性，可根据患者情况安排多次依从性培训。多数患者需要经过多次咨询才能很好地理解抗病毒治疗药物或其他药物的作用机制、服用方式以及不良反应。因此在患者就诊时医生需向其讲解HIV的相关基本知识、治疗内容等，提供有关治疗的必要信息，强调保证良好依从性的意义以及治疗的注意事项。

提高患者依从性的策略包括：监督服药，使用提醒工具，在家属、朋友、志愿者或正在接受抗病毒治疗的其他患者的帮助下正确服药。对于特殊人群（如婴幼儿），应向患者的监护人进行依从性教育，制订治疗督导计划，包括依从性支持策略等。抗病毒治疗的不良反应多出现在治疗初期，普遍2~6周缓解，很多患者往往因为出现轻度或中度的不良反应而中断治疗。这段时期若得到来自医生、家属、朋友或志愿者的引导和支持，将有助于患者继续进行治疗。

（六）治疗失败

治疗失败可以从三个方面确定，分别是病毒学、免疫学、临床，病毒学指标被推荐为首选的诊断与确定抗病毒治疗失败的监测指标。

病毒学失败的定义：在持续进行HAART的患者中，开始（或调整）治疗48周后血浆HIV RNA持续 > 200copies/ml，或者病毒载量反弹（在病毒完全被抑制后又出现HIV RNA > 400copies/ml的情况）。出现病毒学失败时应首先评估患者的治疗依从性、药物–药物或药物–食物相互作用，依从性是影响治疗效果的重要因素。

免疫学失败的定义：无论病毒载量是否得到控制，患者在接受抗病毒治疗后，$CD4^+$ T淋巴细胞数目降至治疗前的基线水平甚至之下，或持续低于$100/\mu l$，则考虑发生了免疫学失败。正常情况下，在进行有效的治疗后，病毒载量得到抑制，患者的$CD4^+$ T淋巴细胞计数会逐渐上升，在治疗的前3个月上升较快，随后进入平台期（ > $500/\mu l$）。有研究证明，持续的低$CD4^+$ T淋巴细胞计数水平会增加患者发生并发症的风险，增加死亡率。

临床失败的定义：在进行了6个月有效的抗病毒治疗后，重新出现机会性感染，或者出现预示疾病进展的新的机会性感染，或者发生恶性肿瘤，或者出现其他严重的并发症，考虑为

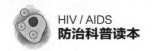

临床失败。

发生治疗失败的原因有许多，明确治疗失败的原因对于患者的后续治疗至关重要，临床上治疗失败的原因多为依从性不良、药物不良反应、药物代谢异常、病毒耐药性的出现等，或误把IRIS判断为治疗失败。

三、如何对待HIV/AIDS人群

如今HIV/AIDS人群正从高危群体向一般人群蔓延，大众对HIV问题的畏缩、偏见、蔑视等，给HIV/AIDS防治工作的推进带来了阻碍。全社会应关注HIV/AIDS，关心HIV/AIDS人群，以及加大预防力度。对待HIV/AIDS人群，应该保持正确态度，同情、关心并尽力帮助他们，使他们能够正常地生活和工作，不散布他们的病情，也不歧视HIV/AIDS人群，同时对HIV/AIDS人群及其家人给予充分的关心和帮助。这对于构建一个有利于控制HIV/AIDS流行的安全社会环境是十分必要的。

艾滋病虽然是一种病死率极高的传染病，但它不会通过日常普通交往传播，所以我们没必要过分紧张和害怕，更没必要对HIV/AIDS人群采取冷漠、歧视和排斥的态度。他们同所有人一样，应该享有同等的人身权利，不应因为我们的歧视使本已十分不幸的人更加痛苦，而且许多HIV/AIDS人群本身是无辜受害者。若不能采取正确的态度对待这类人群，将会有更多的无辜受害者出现。

歧视会增加HIV/AIDS人群与社会的矛盾，因此需要密切关注HIV/AIDS人群的情绪变化，适时进行开导与干预。营造不歧视HIV/AIDS人群的社会环境，引导HIV/AIDS人群对各种预防措施采取合作态度，自觉遵守法律，服从管理。

第六节　并发症

HIV感染人体后，由于主要侵犯机体免疫系统，患者免疫功能缺陷，从而容易出现各种在机体免疫功能健全时不会出现的感染，即机会性感染，或者可能出现肿瘤。同时，这些感染也会引起机体器官、系统的功能紊乱，诱发相关的临床并发症。如今，HAART逐渐推广，HIV/AIDS人群的生存率大大提高，生存时间逐渐延长，但各类并发症的发病率也在逐渐提升，各类临床并发症是目前导致HIV/AIDS人群死亡的重要因素之一。

随着病情的发展，患者免疫功能逐渐下降，并发症愈发常见。处于终末阶段的艾滋病期患者，常常会出现呼吸系统、中枢神经系统、消化系统等的感染，以及肿瘤的相关症状，常见并发症列举如下。

一、原虫感染

（一）刚地弓形虫感染

刚地弓形虫是广泛寄生于人类和多种动物细胞内的一种机会性致病原虫，可以引起弓形虫病，这是一种人畜共患病。弓形虫病是HIV/AIDS人群的重要并发症之一，可以侵犯全身多个脏器，从而出现全身性症状。另外，同样需要警惕的是孕妇感染弓形虫后，还可以经由胎盘造成胎儿感染，影响胎儿的发育，导致流产、死胎以及先天性畸形等。

1.常见症状　弓形虫病主要分为先天性弓形虫病和获得性弓形虫病。影响HIV/AIDS人群的主要是获得性弓形虫病。获得性

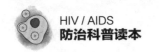

弓形虫病主要侵犯眼部、脑部、淋巴结、心脏、肝脏等。其中，弓形虫脑病较常见，患者常表现为局部性脑炎，出现头痛、发热、不同程度的意识障碍等。弓形虫眼病患者常出现视网膜、脉络膜炎，以视力模糊、畏光、眼痛等症状为主要表现，可通过眼底检查进一步诊断。另外，淋巴结肿大也是获得性弓形虫病常见的症状之一。

2.治疗方法　①病原治疗：HIV/AIDS人群属于免疫缺陷人群，需要进行必要的抗虫治疗。目前首选药物治疗方案是乙胺嘧啶与磺胺嘧啶的联合治疗，HIV/AIDS人群需要接受比免疫功能正常人群更长期的治疗。其他公认的治疗药物还有乙酰螺旋霉素、阿奇霉素以及克林霉素等，多数需要联合使用。②对症治疗：当患者出现颅内压增高、惊厥等症状时，需要进行相应的对症治疗。

3.预后　HIV/AIDS人群免疫力相对低下，感染弓形虫后需要进行反复、长期的治疗，即使经过治疗，病死率也仍然相对较高，但如果仅有淋巴结肿大症状，预后相对较好。

4.预防　猫科动物等是弓形虫病的主要传染源，患者可能经含有弓形虫的生肉、蛋、奶、土壤、水源等通过口或破损的皮肤感染。除了注意环境卫生，保护水源安全，安全管理粪便，不食用生肉，不与狗、猫等动物亲密接触等，HIV/AIDS人群还需要进行预防性用药。从未确诊过弓形虫病者可服用复方新诺明（磺胺甲噁唑+甲氧苄啶）；过去确诊过弓形虫病的患者需要长期使用乙胺嘧啶联合磺胺嘧啶，以达到预防目的，直到CD4+ T淋巴细胞数目增加，且 > 200/μl，数目维持时间不少于6个月。另外还需要注意，一旦CD4+ T淋巴细胞数目下降且 < 200/μl，就需要再次开始预防性用药。

（二）隐孢子虫感染

隐孢子虫广泛存在于多种脊椎动物体内，可引起隐孢子虫病，这是一种以发热、腹泻、腹痛等为主要表现的人畜共患肠道寄生虫病。若HIV/AIDS人群等免疫缺陷者感染隐孢子虫，腹泻可能会进展为难治性疾病，甚至可能导致患者死亡。20世纪80年代关于HIV/AIDS人群的研究表明，HIV/AIDS人群患肠炎的主要原因便是隐孢子虫感染。

1.常见症状　免疫功能低下者感染隐孢子虫后，起病慢，病程长，可出现反复且严重的水样腹泻，其粪便中含有大量虫卵。腹泻者通常会有严重脱水、电解质紊乱和体重突然下降等症状，同时还可能伴随腹痛、营养不良、体重减轻等症状，易转为慢性感染，病程可持续数月甚至数年。

2.治疗方法　①病原治疗：目前还没有疗效满意的抗虫治疗方案。对治疗HIV/AIDS人群隐孢子虫感染具有一定疗效的药物有巴龙霉素、阿奇霉素等。②一般治疗：腹泻患者需要结合具体情况进行补液治疗，纠正酸中毒以及电解质平衡紊乱，除此以外，针对HIV/AIDS人群还需要给予肠外营养，即通过静脉供给营养。部分HIV/AIDS人群使用生长激素抑制剂后腹泻、营养不良以及免疫状况皆有所改善。

3.预后　对于免疫功能正常的患者，此病多为自限性疾病，可自行痊愈，然而对于免疫功能缺陷的HIV/AIDS人群，感染此病后症状通常较严重，容易发展为慢性，且病死率高。

4.预防　目前统计的感染途径包括：摄入含有隐孢子虫虫卵的水或食物、在含虫卵的水中游泳、痰液或飞沫传播等，另外，肛交也是感染隐孢子虫的途径之一。所以，主要预防措施是切断传播途径，对已感染的患者及牲畜进行隔离。

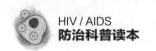

二、细菌感染

（一）结核病

结核病由结核分枝杆菌（mycobacterium tuberculosis）引起，全球范围内流行，且仍有大量患者未获得诊断及治疗。HIV/AIDS人群免疫力低下，较普通人群更易患结核病，结核病是HIV感染合并症中最常见的细菌性感染疾病，且结核分枝杆菌感染和HIV感染相互影响，促进疾病发展，HIV/AIDS人群中潜伏性结核感染发展为结核病的概率较高，成为导致AIDS患者死亡的重要原因之一。

1.常见症状　HIV/AIDS人群伴发的结核病中最常见的是肺结核，常表现为咳嗽、咳痰、咯血、呼吸困难及胸痛等呼吸系统症状，以及午后低热、盗汗、乏力、体重减轻等全身症状。另外HIV/AIDS人群患结核病后可累及肺外其他器官组织，如肾脏、淋巴结等。

2.治疗方法　结核病的治疗原则是：早期、联合、适量、规律、全程。坚持规律治疗、完成全期治疗是结核病治疗的重中之重，否则可能前功尽弃，导致治疗失败或再次复发。常用治疗药物包括异烟肼、利福平、利福布汀、乙胺丁醇、吡嗪酰胺等，具体治疗方案需根据患者自身情况制订，治疗过程中需要密切关注有无药物不良反应，如有应及时调整方案。另外HAART也不容忽视，根据患者CD4+ T淋巴细胞计数，在抗结核治疗的基础上开展HAART。

3.预后　所有HIV/AIDS人群均应该常规进行结核病筛查，以便早期发现。合并结核病者病程长、预后较差，一旦发现必须治疗，且须坚持疗程、彻底治疗。相比于普通患者，HIV/AIDS人群感染耐药结核分枝杆菌的概率极高，且结核病与艾滋病的治疗药物间可存在一定相互制约关系，影响治疗效果，需密切关注患者治疗期间的状态。

4.预防 肺结核可通过飞沫传播，HIV感染者免疫力较常人低，更易感染，需做好自我防护措施，如接种疫苗等。感染结核分枝杆菌但尚无临床表现的潜伏性结核感染者可服用异烟肼等药物，进行预防性治疗，防止病程进展。

（二）非结核分枝杆菌感染

非结核分枝杆菌（nontuberculous mycobacteria，NTM）指分枝杆菌属中除结核分枝杆菌和麻风分枝杆菌外的其他分枝杆菌，其中仅少部分可使人体患病。NTM常见于土壤、水源中，可侵犯人体的肺部、鼻窦、淋巴结、关节以及中枢神经系统。HIV/AIDS人群可合并感染NTM，且以鸟分枝杆菌复合群（mycobacterium avium complex，MAC）最为常见。据统计显示，发达国家中HIV感染者的NTM感染率与死亡率呈下降趋势，而发展中国家中HIV感染者的NTM感染率仍在持续升高，并且NTM逐渐成为导致HIV感染者死亡率上升的主要原因之一。

1.常见症状 HIV合并NTM感染者的临床表现与结核病患者相似，感染可累及全身多个器官，以发热、乏力、体重下降、盗汗等为常见表现。肺部感染最为常见，可表现为慢性咳嗽。NTM还可引起淋巴结病、皮肤病以及播散性NTM感染等。

2.治疗方法 由于NTM菌种较多，准确鉴定感染细菌种类对治疗方案的选择尤为重要，NTM感染的主要治疗药物包括克拉霉素、阿奇霉素、利福平、乙胺丁醇等。同时，抗HIV治疗也是治疗此合并症必不可少的部分，但需注意，利福平等药物与部分抗HIV药物之间存在相互作用，也需密切关注各药物可能引起的不良反应，必要时及时调整治疗方案。

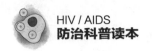

3.预后 HIV/AIDS人群较普通人群感染NTM的预后更差,早发现、早治疗有利于感染者恢复。

4.预防 由于NTM在环境中广泛分布,尤其是土壤和水源中,所以密切关注水中NTM污染问题并严格对日常用水消毒具有重要意义。HIV/AIDS人群可尝试预防性使用抗生素,以降低播散性NTM感染的发病率,特别是CD4$^+$ T淋巴细胞计数偏低的患者,需要进行药物预防。常用预防药物包括阿奇霉素、克拉霉素及利福布汀等,具体以医嘱为准。

(三)细菌性肺炎

细菌性肺炎较常见,主要致病菌包括链球菌、肺炎链球菌以及流感嗜血杆菌等,且HIV/AIDS人群的感染率较正常人群高。

1.常见症状 除咳嗽、咳痰等上呼吸道感染症状外,因细菌性肺炎起病急,患者常有高热(可 > 39℃)、寒战、胸痛、肌肉酸痛等症状,还可有头痛、乏力、恶心、呕吐、腹泻等症状。

2.治疗方法 治疗主要以抗菌治疗为主,辅以对症治疗等。①抗菌治疗:首选药物青霉素,具体药物种类及剂量根据患者实际病情决定。其他药物建议根据鉴定的病原体进行选择。②对症、支持治疗:根据患者的具体情况,适时给予退热、止咳、吸氧以及营养支持等。③抗HIV治疗:HAART不可忽视,但需警惕药物间的相互作用以及不良反应。

3.预后 进行常规的抗菌治疗后患者症状可有明显改善,但易复发,且病原菌的耐药性为治疗带来了一定困难。

4.预防 目前国内已有相关肺炎球菌疫苗,建议患者根据自身情况并咨询医师,考虑是否接种。

三、病毒感染

（一）巨细胞病毒感染

巨细胞病毒（cytomegalovirus，CMV）属于疱疹病毒科中的一种DNA病毒，可引起泌尿系统、生殖系统、中枢神经系统、血液循环系统等全身多个系统感染，主要通过唾液、乳汁、尿液、宫颈分泌物等传播。

1.常见症状 HIV/AIDS人群感染CMV后可能无明显症状，也可能有多种不同的并发症，如肺炎、肝炎、消化道炎症、视网膜炎、大脑病变、内分泌系统病变等，其中最常见的是视网膜炎，典型表现有飞蚊症、视区有漂浮物或盲点、视野缺损、视力快速下降等。肺炎常表现为发热、咳嗽、呼吸困难以及其他影像学改变等，但症状缺乏特异性，难以鉴别。消化道炎症的常见表现包括发热、吞咽困难、水样腹泻伴腹痛。大脑病变时可出现昏睡、精神错乱、意识模糊、反应迟钝、失语、癫痫发作以及面瘫等。

2.治疗方法 CMV感染的治疗药物首选更昔洛韦（丙氧鸟苷），但此药口服效果差，通常只可静脉给药，在治疗视网膜炎时也可球后注射。另外，HAART也应在抗CMV治疗开始两周内尽快开始。

3.预防 对于CMV感染应早发现、早治疗。对于CD4$^+$ T淋巴细胞计数 < 200/μl的患者，建议定期前往医院检查眼底，以便及时发现病变。目前还未推出安全有效的CMV疫苗，HIV/AIDS人群免疫力低下，需要注意自我防护，可考虑预防性使用更昔洛韦。

（二）单纯疱疹病毒感染

单纯疱疹病毒（herpes simplex virus，HSV）可经直接接触或性接触传播，初次感染后多无明显症状，少数可出现局部皮肤或黏膜疱疹，之后受外界刺激可再次激活病毒增殖，导致复发。

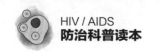

HSV感染的重要特点是病毒可以长期存活于体内。HSV有HSV-1和HSV-2两种血清型，现发现此两种类型可能分别与唇癌和宫颈癌的发生相关。

1.常见症状 HSV感染可表现为广泛的皮肤、口腔、生殖器疱疹以及反复发作的慢性溃疡等，疼痛明显。①皮肤疱疹：好发于皮肤、黏膜交界处，如唇缘、口角、鼻孔周围等部位，局部皮肤灼热发痒，伴有疼痛，后可充血，逐渐形成水疱群。②口腔疱疹：表现为口腔黏膜、舌、齿龈等部位大面积水疱，随后发展为溃疡。③生殖器疱疹：疱疹主要分布于生殖器、会阴、外阴附近，臀部皮肤也可受累，随之进展为溃疡以及点片状糜烂。

2.治疗方法 HSV感染常用治疗药物包括阿昔洛韦、泛昔洛韦、缬更昔洛韦等，对阿昔洛韦耐药的患者可以选择膦甲酸钠进行替代治疗。

3.预后 遵医嘱及时进行抗病毒治疗，HSV感染治疗的预后较好，但无法产生免疫，尤其是免疫力低下的人群，易发生再次感染。

4.预防 对于HIV/AIDS人群，建议尽量避免接触HSV感染者，安全性行为有利于阻断HSV通过性接触传播。现今HSV疫苗的研制正不断取得新的进展，有望通过疫苗进行预防。

（三）水痘-带状疱疹病毒感染

带状疱疹在HIV/AIDS人群中的发病率较高，其病原体为水痘-带状疱疹病毒（varicella-zoster virus，VZV），是疱疹病毒科中的一种DNA病毒，病毒可存在于疱疹液、血液以及鼻咽分泌物中，具有传染性，主要通过飞沫传播与直接接触传播。带状疱疹是一种沿人体感受神经成群分布的、通常发生于单侧的水疱，伴随疼痛。由于常发生于腰部，故也俗称"缠腰火丹"等。

1.常见症状 带状疱疹的主要表现包括疼痛、皮疹，如丘疱疹和水疱，可发生于身体任何感觉神经分布区域，常见于胸部、腹部和背部，见图4-4，严重时可累及面部。出疹前，皮肤常有瘙痒、烧灼感、针刺感、疼痛等，部分患者可出现低热、头痛等症状，随后皮肤

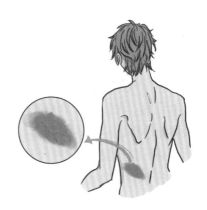

图4-4　带状疱疹

可出现成群的疱疹，大小不一。随病情发展，水疱中液体由澄清变浑浊，并发生溃烂、糜烂，最后干涸结痂。痂落后一般不留瘢痕。

眼带状疱疹：VZV侵犯三叉神经的眼支时引起，疼痛剧烈，可出现结膜炎、角膜炎、虹膜炎等。耳带状疱疹：面神经和前庭蜗神经受累时引起，可出现耳道或鼓膜的疱疹。面瘫、外耳道疱疹以及味觉丧失的三联征称为Ramsay Hunt综合征，还可有头晕、耳鸣、听力受损、咽部皮疹等症状。播散性带状疱疹：常见于免疫缺陷人群，可出现大面积皮疹，甚至可能累及肺部和脑部，出现带状疱疹肺炎和脑膜脑炎，预后差，死亡率高。另外，VZV感染时患者可存在无疱疹的情况，仅有皮肤疼痛的症状，也可存在仅有斑疹而无疱疹的情况，还可存在成群的疱疹汇合成大疱的情况。

2.治疗方法 带状疱疹的主要治疗目标是缓解患者的疼痛，促进皮疹恢复，防治并发症。①抗病毒治疗：首选阿昔洛韦，静脉给药。其他药物还有泛昔洛韦、伐昔洛韦，此二者是口服给

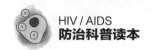

药，更加便利，但阿昔洛韦具有价格优势。若患者对阿昔洛韦耐药，则可以选择膦甲酸钠进行替代治疗。②对症治疗：阿昔洛韦溶液也可用于外涂，同时辅以镇痛剂、镇静剂等进行止痛，需要注意的是，为防止发生瑞氏综合征，应尽量避免使用阿司匹林。

3.预后　大多数带状疱疹可自愈，HIV感染可使病程延长、症状加重，但除非病毒侵袭某些特殊部位，如角膜等，很少造成严重后果。且感染恢复后，身体可获得较长时间的免疫，一般不会再次感染。皮疹出现后可存在持续3个月以上的疼痛，称为带状疱疹后遗神经痛。疼痛性质多样，烧灼样、刀割样、电击样、针刺样均有可能。随着时间推移，疼痛可逐渐减轻并消失。

4.预防　目前，国内已引进了重组带状疱疹疫苗，患者可根据自身情况选择是否接种。

（四）人乳头瘤病毒感染

人乳头瘤病毒（human herpes virus，HPV）是性传播疾病中常见的病原体之一。HPV感染后多数可没有明显症状，且可自愈，少数HPV可引起寻常疣、生殖器疣等，甚至可引发子宫、外阴、阴茎、口咽等的癌变。HPV主要通过性传播、母婴传播等途径传播，HIV/AIDS合并HPV感染在临床中也越来越常见。HIV/AIDS人群相比于其他人群感染HPV后，更易出现生殖器疣、巨型尖锐湿疣及其他并发症，癌变风险也会提升。

1.常见症状

（1）低危型HPV感染（良性表现）。①寻常疣：表现为形如米粒大小的丘疹，表面粗糙不平，顶端如刺，质地坚硬，多发生在手、足部。其他特殊部位表现还有甲周疣（发生在指甲周围）、跖疣（发生在跖部）、丝状疣（发生在颈部、眼睑等）、扁平疣（发生在面部、躯干部等）。②生殖器疣：又称尖锐湿疣，常由HPV 6型、11型引起。形态如乳头状、菜花状、颗粒状、鸡冠状等，好发于外生殖器以及肛门周围湿润区域，少数患者可出现于口腔、腋窝、乳房等部位。

（2）高危型HPV感染。①皮肤表现异常提示鲍温样丘疹病、鳞状细胞癌等。鲍温样丘疹病由HPV 16型、55型感染所致，好发于阴茎、外阴附近或肛门周围，表现为扁平的、有色素沉着的丘疹，可进展为鳞状细胞癌。②黏膜表现异常提示宫颈癌、肛门癌、喉癌、口腔癌等，常由HIV16型、18型等引起。

2.治疗方法　对于寻常疣和生殖器疣常采取物理治疗、药物治疗、免疫治疗等。

（1）物理治疗：如冷冻治疗、激光治疗、电灼治疗、微波治疗、光动力疗法等，直接清除皮肤损伤。

（2）药物治疗：常用5%咪喹莫特、鬼臼毒素、5-氟尿嘧啶（5-FU）药膏等进行局部涂抹。

（3）免疫治疗：常用干扰素、白细胞介素-2、胸腺肽等。

3.预防　除了采取日常防范措施，现已研发HPV预防性疫苗，包括二价、四价与九价等，分别针对不同人群，未曾有过性生活的女性接种效果较好。可根据自身情况选择疫苗接种，需要注意的是，男性也可接种HPV疫苗进行预防。

（五）丙型肝炎病毒感染

HIV/AIDS合并的肝炎病毒感染中，以丙型肝炎病毒（hepatitis C virus，HCV）与乙型肝炎病毒（hepatitis B virus，HBV）较为常见，且HCV感染率更高。HCV感染可导致急性肝炎，且容易进展为慢性肝炎。HIV感染可加快HCV对肝脏的损害速度。

1.常见症状　合并感染者的主要临床表现包括乏力、食欲下降、发热、腹胀等。相比于普通HCV感染人群，合并感染者发生

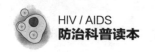

肝硬化、肝癌的风险更高。

2.治疗方法　有研究表明，HAART不仅可以抑制HIV感染，还可以延缓HCV对肝脏造成的损伤，然而相比于普通人群感染HCV，合并感染者肝功能衰竭的风险依然更高。所以，推荐进行有效抗HCV治疗。现治疗HCV感染的常用药物是直接抗病毒药物（direct-acting antiviral agent，DAA）。同样，在制订治疗方案时也需考虑DAA和抗HIV药物的相互作用，密切关注有无不良反应，必要时及时调整。

3.预后　DAA对于改善肝脏损伤具有重大意义，可降低发展为肝细胞癌的风险。

4.预防　目前尚无应用的丙型肝炎疫苗，由于HIV和HCV均可通过血液传播，需谨慎使用血液制品，避免共用针头、注射器等。

四、真菌感染

（一）肺孢子菌肺炎

肺孢子菌肺炎（Pneumocystis carinii pneumonia，PCP）起初由于被误认为由卡氏肺孢菌感染引起，被称作卡氏肺孢菌肺炎，然而后来发现真正引起人肺孢子菌肺炎的是耶氏肺孢子菌。严重的免疫抑制是PCP重要的易感因素之一，HIV/AIDS人群中PCP的发病率较高，同时，确诊PCP者也有很大的可能同时感染HIV。此类肺炎以呼吸困难、咳嗽、发热为典型表现，是艾滋病常见的合并感染，同时也是艾滋病主要致死原因之一。

1.常见症状　肺孢子菌主要生长繁殖于肺泡中，起病较缓，合并PCP时，起病时常不易察觉，典型症状有呼吸困难、咳嗽、发热等。随着病情发展，呼吸困难程度逐渐加重，严重者可出现呼吸窘迫，甚至死亡。

2.治疗方法 ①病原治疗：肺孢子菌肺炎治疗药物首选复方新诺明，轻、中度患者以口服的方式用药，重症患者需要静脉给药。其他治疗药物包括氨苯砜联合甲氧苄啶、克林霉素联合伯氨喹等。②对症治疗：患者需要卧床休息、吸氧，同时注意纠正水和电解质紊乱。对于呼吸困难明显加重者，必要时可以给予辅助通气。

3.预后 感染肺孢子菌后，如若不进行有效治疗，通常预后较差，最终可导致死亡。疾病早期，肺泡损伤尚不严重时治疗效果较好。

4.预防 HIV/AIDS人群属于肺孢子菌感染的高风险人群，需要药物预防，首选药物为复方新诺明，对于无法耐受该药物的患者，以氨苯砜与甲氧苄啶联合替代使用。患者经HAART后CD4$^+$ T淋巴细胞数目增加，且 > 200/μl，并保持不少于6个月时可以停止预防用药。另外还需要注意的是，一旦细胞数目下降且≤200/μl，就需要再次开始预防用药。

（二）念珠菌病

念珠菌病是由各种具有致病性的念珠菌引起的局部性或全身性真菌感染性疾病。HIV/AIDS人群属于念珠菌病的易感人群，皮肤、黏膜和全身的组织、器官都可受累，临床表现多样、轻重不一。念珠菌本是人体内的正常菌群，在免疫功能健全的情况下通常不会致病，然而当免疫功能下降时，念珠菌就可能大量增殖，对机体造成损伤，从而导致疾病。

1.常见症状 口腔念珠菌病是常见的念珠菌病之一，其中最常见的是鹅口疮，多发生于两颊黏膜、软腭、舌和齿龈等部位，也可以累及喉部、食管、气管等部位。轻、中度可表现为口腔黏

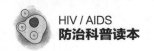

膜上附着灰白色的薄膜，称作假膜，边界明确、清晰，周围有红晕，散在分布或融合成片。擦去假膜后可出现红色湿润面，表现为轻度糜烂；重度可以出现黏膜溃疡、坏死等。口腔感染后，常可能伴有呼吸道、消化道以及其他部位的念珠菌感染。食道念珠菌病常表现为进食不适以及吞咽困难等。念珠菌菌血症也是目前较常见的血液感染之一，念珠菌进入血液后增殖，随血液循环可以散播至全身各组织、器官，引起多个组织、器官感染，患者可出现发热等症状。

2.治疗方法　口腔感染可用制霉菌素软膏、洗剂等局部涂擦，结合碳酸氢钠漱口水漱口，若效果不佳可选择氟康唑口服治疗。食道感染常口服氟康唑治疗，无法耐受者可换用静脉注射。HIV/AIDS合并食道感染者需要尽早进行HAART，改善免疫系统状态。

3.预后　念珠菌感染若早诊断、早治疗，则预后较好。局部感染念珠菌，预后通常较好，但无论哪个部位感染念珠菌，都有通过血液循环散播至其他组织、器官的可能，需要予以重视，尤其是免疫缺陷的人群，其发生播散性感染的可能性较免疫功能正常的感染者更高，预后略差。

4.预防　建议使用氟康唑进行预防，同时还需注意保持环境卫生，注意口腔清洁等。

（三）隐球菌病

隐球菌属中的真菌种类很多，然而仅新型隐球菌及其变种具有致病性，能引起隐球菌病，可累及脑膜、肺等部位，其中较常见的是隐球菌脑膜炎和肺隐球菌病。HIV/AIDS人群免疫力低下，对隐球菌更加易感，有统计表明，经过HAART后，隐球菌病发病率明显下降。

1.常见症状

（1）隐球菌脑膜炎：起病隐匿，早期症状通常有发热、头痛、恶心、呕吐等。多数患者可出现颅内压增高症状，如头痛、恶心、呕吐、视力下降等。另外，也可出现不同程度的意识障碍、脑积水等症状。

（2）肺隐球菌病：早期可能无明显症状，少数可出现低热、咳嗽、咳痰等症状，随着病情发展，患者可能发生急性呼吸窘迫综合征（acute respiratory distress syndrome，ARDS）。

2.治疗方法

（1）隐球菌脑膜炎。①抗真菌治疗：隐球菌脑膜炎治疗通常分为诱导期、巩固期以及维持期，不同时期使用不同的治疗方案。诱导期使用两性霉素B与氟胞嘧啶，之后巩固期服用氟康唑，再以氟康唑减量维持治疗。在治疗期间，需警惕两性霉素B、氟胞嘧啶等药物的不良反应。②对症支持治疗：主要包括降低颅内压、纠正电解质紊乱以及加强营养。

研究发现，HIV/AIDS合并隐球菌脑膜炎的患者，如果过早开始HAART，可能会增加死亡率，所以需要适当延迟HAART。

（2）肺隐球菌病：HIV/AIDS人群由于免疫力低下，感染隐球菌后需要给予抗真菌治疗，推荐氟康唑或两性霉素B与氟胞嘧啶联用。HIV/AIDS人群需要在抗真菌治疗2周内尽快开始HAART，以改善免疫力低下。

3.预后　隐球菌病死亡率略高，早期发现并进行及时有效的治疗可以降低其死亡率。隐球菌脑膜炎患者即使治疗后也仍有较高死亡率，另外还存在复发的可能性。据统计显示，部分患者经有效治疗而痊愈后，仍可发生严重的后遗症，如脑积水、视力减退、智力障碍等。

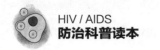

4.预防 高危人群需要避开高危因素，诸如疫区的鸟排泄物或某些树木，应对隐球菌感染予以重视。

（四）马尔尼菲青霉菌病

马尔尼菲青霉菌也称为马尔尼菲篮状菌，是一种罕见致病真菌，常见于东南亚和我国南方等气候温暖潮湿的地区，夏季多雨时期更有利于该菌生存。健康人可能感染该菌，免疫缺陷者更易感染。近年来HIV感染者逐渐增多，关于马尔尼菲青霉菌病的报道也逐渐增多。此种真菌常可散播至全身，常导致呼吸道感染，皮肤感染也较常见。

1.常见症状 此病发病早期不易发现，潜伏期也尚未明确。感染不同部位可有不同临床表现，典型全身表现包括发热、贫血、消瘦、淋巴结肿大、肝脾肿大等，呼吸系统症状包括咳嗽、咳痰、胸痛以及呼吸困难等，常可能误诊为肺结核等疾病，从而延误治疗。消化系统症状包括腹痛、腹泻、脓血便等，多见于AIDS儿童患者。皮肤症状多出现于面部、上肢及躯干上部，呈坏死性丘疹，修复后可见特征性的中心处凹陷。

2.治疗方法 针对马尔尼菲青霉菌病常用两性霉素B、伊曲康唑、伏立康唑等药物，需观察有无药物不良反应，必要时及时采取措施。

3.预后 早发现、早治疗、足药量可提高该病治疗效果。但马尔尼菲青霉菌病早期表现隐匿，不易发现，可能由于忽视、误诊而延误治疗，影响预后，需给予重视。

五、肿瘤
（一）卡波西肉瘤
卡波西肉瘤由异常的血管内皮细胞增生形成。该病在HIV/

AIDS人群中的患病率相对健康人群较高，可发生于HIV感染的任一阶段。该病可由多种因素引起，相关病毒的感染、免疫状态、遗传因素、细胞因子、环境因素都可能与之相关。卡波西肉瘤在HIV/AIDS人群中一般进展迅速，预后较差，需要予以重视。

1.常见症状　卡波西肉瘤可发生于全身多个部位，主要发生于皮肤、黏膜等。卡波西肉瘤的临床表现分为经典型、非洲型、医源性免疫抑制型以及艾滋病相关型。艾滋病相关型的常见表现是皮肤损伤，常对称分布于头颈部、躯干，早期表现为红色、紫红色或棕色的结节样、扁平状或斑块状损伤，随后可进展为颜色更深、更暗、面积更大的斑块，还可伴局部疼痛、水肿等。卡波西肉瘤还可累及口腔黏膜、淋巴结、外生殖器以及消化道等。消化道卡波西肉瘤是HIV感染常见的并发症，肺部卡波西肉瘤的发生率仅次于消化道卡波西肉瘤。

2.治疗方法　HIV/AIDS人群确诊卡波西肉瘤后，在治疗肿瘤的同时，还需考虑抗HIV治疗。对于卡波西肉瘤处于早期或进展缓慢的患者，需要先开始HAART，并同时观察肿瘤的进展情况，根据肿瘤侵袭情况选择手术治疗、放射治疗等方法，或结合化学治疗、生物治疗等方法。

3.预后　卡波西肉瘤在年轻HIV/AIDS人群中更易出现，且进展较快，预后较差。据统计显示，如HIV/AIDS合并卡波西肉瘤患者无法得到及时、有效的治疗，死亡率较高；接受有效HAART的患者，预后大大改善，所以HAART对于此类患者的治疗尤为重要。

4.预防　卡波西肉瘤的病因尚不完全明确，卡波西肉瘤相关病毒（Kaposi's sarcoma-associated herpes virus，KSHV）是其影响因素之一。然而目前尚未有针对KSHV的疫苗，主要防治措施还

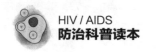

是积极进行抗HIV治疗，控制HIV感染的进展，控制CD4+ T淋巴细胞计数。

（二）淋巴瘤

淋巴瘤种类繁多，研究发现其中与艾滋病相关的淋巴瘤种类主要包括：弥漫大B细胞淋巴瘤（diffuse large B cell lymphoma，DLBCL）、伯基特淋巴瘤（Burkitt lymphoma，BL）、免疫母细胞性淋巴瘤（immunoblastic lymphoma，IBL）、外周T细胞淋巴瘤（peripheral T cell lymphoma，PTCL）、浆母细胞淋巴瘤（plasmablastic lymphoma，PL）、原发性渗出性淋巴瘤（primary effusion lymphoma，PEL）以及多型性B细胞淋巴瘤（polymorphic B cell lymphoma，PBL），这些统称为艾滋病相关性淋巴瘤（AIDS related lymphoma，ARL）。统计显示，HIV/AIDS人群合并非霍奇金淋巴瘤（non-Hodgkin lymphoma，NHL）的风险显著高于普通人群，HAART的实施会降低某些淋巴瘤的发病率。艾滋病相关性淋巴瘤恶性程度高，且患者免疫力低下，易并发其他感染。

1.常见症状　淋巴瘤的典型症状是局部或全身淋巴结进行性肿大，表现为固定、坚硬、无痛的肿块。多数艾滋病相关性淋巴瘤侵袭力强，可累及淋巴结以外器官，如胃肠道等，也可累及心包腔、胸腔、腹腔等体腔。常见表现有发热、腹痛、恶心、呕吐、排便习惯改变等。DLBCL侵袭软脑膜时，患者可有精神异常、头痛、颅神经麻痹等中枢神经系统症状。PL患者常有口腔黏膜的弥散性病变，PEL患者常表现为浆膜腔积液。肿瘤一旦发生，进展迅速。

2.治疗方法　①抗HIV治疗：HAART对于治疗艾滋病相关性淋巴瘤也有积极作用，建议及早开始HAART。②抗肿瘤治疗：

化疗是NHL重要的治疗方式之一，HIV/AIDS合并NHL患者在治疗时应根据个体具体情况，联合手术治疗、化学治疗、介入治疗、放射治疗等方式综合治疗。然而个别化学治疗药物可与部分抗HIV药物产生相互作用，影响疗效，或导致出现不良反应，需密切关注，谨慎用药。③支持治疗：HIV/AIDS人群自身免疫力低下，化学治疗、放射治疗的实施可能进一步降低CD4$^+$ T淋巴细胞计数，因此，治疗推进的同时还需预防其他机会性感染。

3.预后　艾滋病相关性淋巴瘤的预后主要与淋巴瘤的侵袭性以及HIV感染程度有关，及时开始HAART对改善预后具有重要的积极意义。

4.预防　EB病毒与艾滋病相关性淋巴瘤的发生关系密切，针对EB病毒目前已成功研制疫苗，积极进行HAART也有利于预防。

（三）宫颈侵袭性肿瘤

宫颈癌是女性生殖系统中常见的恶性肿瘤，据统计显示，感染HIV的妇女宫颈癌的发病率较普通人群高。人乳头瘤病毒（HPV）感染与宫颈癌发生关系密切，尤其以HPV 16型和HPV 18型常见。HIV/AIDS人群免疫功能低下，使得癌前病变发展时间缩短，影响其预后。

1.常见症状　早期的宫颈癌可无明显症状，临床表现与肿瘤的发展情况相关，常见症状包括阴道出血、白带增多，中晚期或并发感染时还可能出现下腹部、臀部疼痛。另外还可出现发热、乏力、消瘦、贫血等全身症状。

2.治疗方法　宫颈癌的治疗包括手术治疗、放射治疗、化学治疗以及免疫治疗等，对于HIV/AIDS人群，由于HIV可经血液传播，所以放射治疗更加安全，但需要注意的是，具体治疗方案还需结合个体情况而定。宫颈癌早期患者建议采取手术治疗或放射

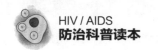
治疗，中晚期患者建议采取以放射治疗为主的治疗方案。HIV感染使患者免疫功能出现缺陷，感染HPV的概率增加，从而宫颈癌发生概率也增加。及时开始HAART对于抗肿瘤治疗也可起到积极作用，可避免免疫功能进一步减退、肿瘤进展迅速。

3.预后　早发现、早治疗，进行及早有效的抗HIV治疗后，预后一般较好。据统计，只有极少数患者出现复发的情况。

4.预防　HIV/AIDS人群由于免疫功能缺陷，需要谨慎防护，避免感染。对于HPV，现已有二价、四价、九价等疫苗，HIV感染者或高危人群可根据自身情况选择接种，另外HPV可通过性行为传播，可通过采取安全性行为预防感染。

第七节　预防

一、艾滋病流行现状

艾滋病是目前威胁全球人类健康的公共卫生问题之一。根据世界卫生组织（World Health Organization，WTO）发布的《2019年全球卫生统计报告》（World Health Statistics 2019），全球每1000人中就有0.25人感染艾滋病；2017年新增艾滋病患者180万人；因艾滋病导致的15~29岁死亡人数在总死亡人数中占比最大；每1000名五岁以下死亡儿童中就有75人因感染HIV死亡；男性死于艾滋病的人数比女性多近40%，其中西太平洋区域死亡男女比达到7∶2。

国家卫生健康委员会发布的《2019年全国法定传染病报告发病死亡统计表》显示，2019年全国艾滋病发病数为71204，死亡数为20999，发病率为5.0986/100000，死亡率为1.5036/100000，死亡率在我国法定传染病中排第一，是病毒性肝炎（包括甲型肝炎、乙型肝炎、丙型肝炎、丁型肝炎、戊型肝炎以及未分型肝炎）死亡率的36.5倍。

目前，临床上还未找到能治愈艾滋病的有效药物。在现有的医疗条件下，针对艾滋病的治疗方案主要是HAART，即联合应用两种及以上的抗病毒药物来治疗艾滋病，以减少病毒的耐药性，对病毒的复制起到抑制作用，恢复部分机体免疫功能，从而延缓病情的恶化，减轻患者痛苦，改善患者的生活质量。同时，目前针对艾滋病的疫苗仍然处于研发阶段，仍未有相关疫苗上市，其主要原因是目前为止研发出的艾滋病疫苗无法诱导人体免疫系统产生足够的保护效力。

由此看来，目前国内外的艾滋病疫情仍然处在威胁人类卫生安全的阶段，其发病率以及死亡率仍待进一步控制，且仍没有可以治愈疾病的抗病毒药物以及疫苗。在此背景下，掌握预防艾滋病的相关知识，是目前控制艾滋病传播的重要手段。

二、HIV暴露

1.暴露　指在没有防护的情况下，接触传染源。HIV的暴露分为职业暴露和非职业暴露。

2.传染源及其危险度　HIV的常见传染源有HIV/AIDS病例的血液、精液和阴道分泌物等，而在某些情况下，其脑脊液、关节液、胸腔积液、腹水、心包积液、羊水等也具有传染性，而粪便、鼻分泌物、唾液、痰液、汗液、泪液、尿液及呕吐物通常不具有传染性。HIV/AIDS病例的危险度一般分为三个等级：第一等级的病例具有低传染性，其病毒载量低、无症状或CD4$^+$T淋巴细胞水平仍较高；第二等级的病例具有高传染性，其病毒载量

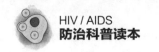
高、处于艾滋病晚期，属于原发HIV感染，同时，具有CD4$^+$T淋巴细胞水平低的特点；第三等级的病例所处的病程阶段不明，以及污染的器械或物品所携带的病毒载量不明。

三、暴露前的预防

暴露前预防（pre-exposure prophylaxis，PrEP）的定义为当面临高HIV感染风险时，每天服用药物以降低被感染的概率。PrEP可降低高危人群感染HIV的风险。中华医学会感染病学分会艾滋病丙型肝炎学组、中国疾病预防控制中心在《中国艾滋病诊疗指南（2018版）》中指出，目前我国的高危人群主要是男男同性性行为者、静脉注射吸毒者、与HIV/AIDS病例有性接触者、多性伴人群、性传播感染群体。

（一）PrEP概述

研究表明，使用避孕套能有效避免HIV感染。然而，在成年人中，因不持续使用避孕套，可能感染HIV的高危人群仍占相当大的比例，为此，面对居高不下的发病率，在高危人群中推行PrEP以解决HIV传播问题就具备了一定的必要性，国内外诸多报道也支持这一观点。

1.PrEP的有效性　国内外针对高危人群进行过多次对比实验。Anderson等学者对2499名高危人群进行了前瞻性、随机以及双盲的实验研究。将实验对象分为口服药物治疗组［替诺福韦/恩曲他滨（300mg/200mg）］和口服安慰剂两组，结果前者有36例感染，而后者有64例感染。同时，McCormack等在对544名男男同性性行为者的研究中应用替诺福韦/恩曲他滨（300mg/200mg），参与者被随机分配（1:1）为直接小组和延期小组，试验期间直接小组在发生高危行为前即开始服药，持续至试验结束；延期小组试验初期服用安慰剂，一年后每日接受药物治疗。直接小组的发病率为1.2/100，远低于延期小组。在一项名为iPrEx的大型多国随机照实验中，服用替诺福韦/恩曲他滨的受试组相比于未服药的一组，HIV感染率明显下降。这几项研究分别从不同的角度验证了PrEP的有效性。但在Murnane的实验中，PrEP并没有在对比实验中表现出有效性。Murnane在对实验结果进行分析的时候发现，其原因为参与实验的人员对于服用预防药物的依从性非常低，平均不到30%。因此不难看出，尽管应用药物进行PrEP在控制HIV感染上是行之有效的，但是高危人群的用药依从性仍然是目前面临的一大难题。

2.PrEP的安全性　　在加拿大、欧洲、美国等地的用药指南中，尽管剂量等标准不尽相同，但是都选用了替诺福韦/恩曲他滨（300mg/200mg）作为PrEP的应用药物。但有研究指出，PrEP药物对消化系统、肾脏以及骨骼有一定的负面影响。有研究显示，28%的受试者在实验过程中出现了消化系统的不良反应，但因此停止PrEP的仅为少数。在iPrEx实验中，43例患者出现了肌酐异常升高的情况，在停药后恢复正常。在一些其他研究中还出现了替诺福韦导致的慢性肾功能衰竭。目前对此的解释是替诺福韦可能导致近端肾小管病变和Fanconi 综合征发生，但是目前并未排除受试者在进行实验之前患有潜在肾脏疾病的可能，由此，PrEP不一定与慢性肾功能衰竭有直接的相关性。在Solomon等的实验中，同对照组相比，参与PrEP的受试者肌酐清除率并没有超过正常范围，也没有观察到肾小管病变的现象。多项研究指出，长期使用替诺福韦会引发骨密度降低，一项研究在进行为期24周的PrEP前后，分别对受试者进行了髋部和脊柱的骨密度测量，发现受试者的骨密度在治疗后有一定程度的下降

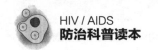

（−0.4%，−0.7%），但在停止使用替诺福韦后，其骨密度在一定时间内恢复到了原有水平。值得一提的是，在另一项相似的研究中，尽管出现了12例骨折，但是都没有归因于PrEP药物。

从2012年起，美国政府在旧金山推行PrEP，并在2015年的相关报告中指出新发HIV感染人数由之前的上升趋势转变为明显的下降趋势，PrEP在此次实际推广中取得了较大的成效。另外，进行PrEP之前的传染病筛查，能对未定期做HIV检测的高危人群进行排查，起到降低传播风险的作用。

3. PrEP接受度现状以及影响接受度的因素　Torres等进行了一项Meta分析，对全球范围内的HIV暴露高危人群中的男男同性性行为者进行了PrEP接受度调查：从整体（全球范围内）来看，男男同性性行为者对PrEP的接受度为57.8%。巴西为64.2%，墨西哥为70.5%，秘鲁为58.6%，肯尼亚为44.9%。在郑志伟等的研究中，我国男男同性性行为者对PrEP的接受度级别为低到中等。不难看出，目前在我国，PrEP推广和普及的力度仍待进一步加强。从个人角度来说，影响PrEP接受度的因素比较复杂，受教育程度、年龄、收入等都会对PrEP接受度产生影响，在众多影响因素中，对PrEP的认知、对PrEP药物不良反应的恐惧以及对HIV风险的感知是主要的因素。研究表明，对PrEP有效性的怀疑是影响对PrEP认知的主要因素，向高危人群提供简单易懂的数据说明PrEP的有效性能够在很大程度上减轻其对PrEP有效性的怀疑。为此，推进基层社区对PrEP的知识普及也是目前值得讨论的话题。在进行PrEP之前，医务工作者有义务和责任对咨询PrEP的人群充分说明PrEP的不良反应，告知进行PrEP时需要承担的风险，但是应当注意，大众对PrEP不了解或者了解过于片面时，容易过度理解医务人员对不良反应以及风险的说明，这就会对其接受度产生较大的影响。因此，建议在开展PrEP基础知识普及工作的同时，由医务人员或经过培训的社区工作者为PrEP咨询者提供线上、线下咨询或者指导服务，着重宣传PrEP公认的安全性和有效性以及定期诊断检测的重要性，同时采取相应措施降低不良反应发生的可能性，以减少咨询者对相关不良反应的恐惧，从而确保服药依从性和预防效果。HIV风险感知指个体对于自身感染HIV可能性的主观判断。多项研究表明，高危性行为者的HIV风险感知更高，更愿意使用PrEP。因此，在大众对HIV传播风险未充分认识的现状下，强调不安全性行为与HIV感染风险间的关系，是有效开展PrEP的重要措施。从社会因素的角度来说，耻辱感、家庭及同伴的态度是影响PrEP接受度的主要因素。由于PrEP药物与治疗HIV感染者的药物类似，使用者因为担心自己会被误认为是HIV感染者而产生耻辱感，其根本原因是社会上对于艾滋病的不正确认识以及不友好态度。另有研究表明，加深HIV感染高危人群对PrEP的了解，认识到PrEP的有效性，可在一定程度上减轻使用者的心理负担，从而减少耻辱感，起到提高接受度的作用。同时，随着接受度的提高，PrEP相关耻辱感也会逐渐降低。另外，费用、使用方法、药物获取途径以及医疗信息保密等因素同样也会影响高危人群对于PrEP的接受度。

4. PrEP的适用人群及准备　值得特别说明的是，并非所有的HIV阴性者都有必要使用PrEP预防HIV感染，PrEP针对的人群主要是HIV感染高危人群。因此在进行PrEP之前需要对即将接受PrEP的人群进行HIV暴露风险以及医学适应性的评估。

（1）暴露风险评估：

在过去6个月中，

1）你是否发生过无避孕套的男男同性性行为或异性性行为？

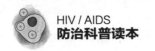

2）你是否注射过违禁药品并且有过共用针具的情况？

3）你的性伴中是否有HIV感染者？

4）你是否被诊断患有性传播疾病，如梅毒、淋病或衣原体感染？

5）你是否多次使用或者有意愿使用PrEP来预防通过性传播途径或静脉注射传播途径的HIV感染？

以上问题中提到的性行为包括肛交和阴道性交两种。

在上述5个问题中只要有一个问题答案为"是"便可评估为"HIV高暴露风险者"。如果其HIV阳性性伴已经开始抗病毒治疗，并且在过去6个月中有过病毒载量被完全抑制的记录，或者长期保持一夫一妻制异性伴侣关系，可以不被评估为"HIV高暴露风险者"。

（2）医学适应性评估：

1）年龄18周岁及以上；

2）HIV抗体检测呈阴性；

3）存在HIV感染风险；

4）无不适宜服用替诺福韦等PrEP药物的情况；

5）同意按时服药，保证依从性，按时参加随访检测；

6）意识清醒，精神正常，能够自主决策。

特别强调，实施PrEP前必须进行HIV临床感染状态评估，确保服务对象没有感染HIV。对已经感染的但却从未被诊断的HIV阳性者进行PrEP可能会导致耐药的发生，对其后续治疗产生严重的不良后果。此外，需要排除服用替诺福韦/恩曲他滨的禁忌证等相关情况。需要进行肾功能检测、肝炎病毒血清学检测、性传播疾病检测以及妊娠检测等，妊娠检测以外的检测的目的都是排除PrEP的禁忌证，而妊娠本身并不会影响PrEP的开展，但是在开展PrEP之前需要对参与者的妊娠情况进行检测，为其提供相应的阻断母婴传播的咨询服务。

HIV临床感染状态评估如图4-5所示。

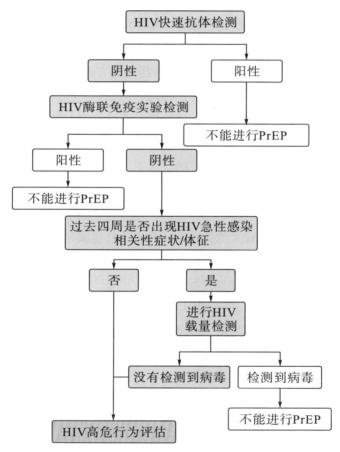

图4-5　HIV临床感染状态评估

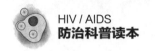

HIV / AIDS
防治科普读本

（二）安全性行为

尽管根据实验得出PrEP对HIV感染有较好的预防效果，但是最有效的预防方式还是避免自己暴露于HIV中。目前已知的HIV传播途径为血液传播、性传播以及母婴传播。国内对于医疗废物的监管较为严格，且针对阻断HIV母婴传播的措施也已经有了相应的方案，因此，目前HIV的主要传播途径是性传播，建立安全性行为的观念是目前主要的控制HIV传播的方式。

最有效且直接的安全性行为方式为通过建立物理屏障避免进行性行为时的直接接触和体液交换。正确采取保护措施能有效降低感染HIV的风险。常用的措施一般为使用男用（女用）避孕套。在国内性教育并没有普及的背景下，如何正确使用避孕套是非常值得关注的问题。

首先就男用避孕套的选择来说，选择合适的型号非常重要，虽然说避孕套具有较大的弹性，标准避孕套能满足大多数人的需要，但是不同个体生殖器官仍然存在一定的差异。避孕套的规格按照其开口部大小可分为大号、中号、小号、特小四种型号。欧美等国家的主流避孕套标准宽度一般是55毫米，国内产品的规格大多是52毫米（即中号）。避孕套过大，会使其保护效果大幅下降，在进行性行为时体液容易溢出，从而丧失其保护功能，增加性传播疾病的传染风险。而如果经常使用过于狭窄的避孕套，则会令生殖器出现血液循环障碍，阴茎海绵体、神经会因此受到影响，严重者可能会发生阴茎硬结症，导致性无能。

除了选择合适的避孕套，还要按照正确的使用方法使用：①检查避孕套有无破损。②在完全勃起后、进行性行为前佩戴好。③用手指捏住避孕套前端，把空气挤出，再套在勃起的阴茎上。④保留避孕套前端的空间。⑤保证避孕套套住整个阴茎。⑥如果需要，应选用水质润滑剂，因为油质润滑剂（如甘油、白凡士林）会导致避孕套破裂。⑦射精后，应在阴茎仍然处于勃起状态时，紧握着避孕套边缘把阴茎抽出。

与男用避孕套的结构不同，女用避孕套的两端分别有一个易弯曲的环：内环完全封闭，使用时将其紧贴于阴道的末端；而外环在性行为过程中始终在阴道口外部。女用避孕套相比于男用避孕套，能够深入阴道深处并且与阴道更紧密地贴合，这使得女用避孕套能够覆盖更大的面积，达到更好的防护效果。正确地使用女用避孕套也是非常重要的。①外环与内环：外环用于保护阴道口，内环用于固定避孕套在阴道内的位置。②如何拿套：用拇指和中指捏住内环，将食指抵住套底，或紧捏内环即可。③如何置入：选择一种舒服的方式（躺下或双腿分开坐下，或者一条腿踩在椅子上站立），捏紧内环，将避孕套送入阴道内，越深越好，直至感觉已到正确位置即可。④确保位置正确：应确保避孕套主体未被扭曲，而且外环始终置于阴道口外部。⑤如何取出：为避免精液倒流，应在起身前取出避孕套。取出时在捏紧并旋转外环的同时缓慢地将避孕套拉出。

四、暴露后预防阻断

暴露后预防阻断（post exposure prophylaxis，PEP）指在暴露于传染源后，服用药物以降低被感染概率。HIV暴露分为职业暴露和非职业暴露。

1.职业暴露　根据《中国艾滋病诊疗指南（2018版）》（以下简称《指南》），HIV职业暴露指的是卫生保健人员或人民警察在职业工作中与HIV感染者的血液、组织或其他体液等接触而具有感染HIV的危险。

（1）职业暴露途径及其危险度。HIV职业暴露主要发生于皮肤或黏膜，即暴露源损伤皮肤或者暴露源沾染皮肤表面创伤或黏膜。《指南》指出，如暴露源为HIV感染者的血液，那么经皮肤损伤暴露感染HIV的危险性为 0.3%，经黏膜暴露为0.09%，经不完整皮肤暴露的危险度尚不明确，一般认为比黏膜暴露低。高危险度暴露因素包括：暴露量大、污染器械直接刺破血管、组织，损伤深。

（2）HIV职业暴露后处理。根据《指南》，在职业暴露发生后应立即采取以下措施：①用肥皂液和流动的清水清洗被污染局部。②污染眼部等黏膜时，应用大量等渗氯化钠溶液反复对黏膜进行冲洗。③存在伤口时，应轻柔地由近心端向远心端挤压损伤处，尽可能挤出损伤处的血液，再用肥皂液和流动的清水冲洗伤口。④用75%的酒精或0.5%碘附对伤口局部进行消毒、包扎处理。

在应急处理后，应及时在发生HIV暴露后进行预防性用药，最好不超过24小时，但即使超过24小时，也建议实施预防性用药。用药疗程为28天。同时，应及时做好HIV暴露后的监测，即发生HIV职业暴露后立即、4周、8周、12周和6个月后检测HIV抗体。

（3）职业暴露预防措施。《指南》同样给出了职业暴露的预防措施：①在进行可能接触患者血液、体液的诊疗和护理工作时，必须佩戴手套。②在进行有可能发生血液、体液飞溅的诊疗和护理操作过程中，医务人员除需佩戴手套和口罩外，还应带防护眼镜。当有可能发生血液、体液大面积飞溅，有污染操作者身体的情况时，还应穿上具有防渗透性能的隔离服。③医务人员在进行接触患者血液、体液的诊疗和护理操作时，若手部皮肤存在破损，必须戴双层手套。④使用后的锐器应当直接放入不能刺穿的利器盒内进行安全处置；抽血时建议使用真空采血器，并应用蝶型采血针。禁止对使用后的一次性针头复帽。禁止用手直接接触使用过的针头、刀片等锐器。⑤公安人员在工作中注意做好自身防护，避免暴露。

2.非职业暴露 指除职业暴露外，由其他个人行为导致的HIV暴露。暴露评估及处理原则尤其是阻断用药与职业暴露相似。需注意暴露评估后的阻断用药遵循自愿原则且应规范随访，以尽早发现感染者。

由于伦理方面的原因，针对暴露后预防在以前难以有效开展实验。而在近几年，欧美国家相继开展了大量暴露后预防人群研究，得出了非职业暴露后预防用药阻断成功率非常高的结论。但在我国，只有小部分省份制订了非职业暴露后预防用药的试行指导意见，非职业暴露后预防用药阻断的成功率未见报道。

总体来说，非职业暴露造成的HIV感染相比于职业暴露占比要高一些，这是由于非职业暴露的人员一般对预防HIV感染的相关知识不是非常了解。邵英等对北京等三个城市的青年学生进行了非职业暴露后预防HIV的相关核心基础知识了解度调查，调查结果显示，在4698名接受调查的青年学生中，只有16.5%对非职业暴露后预防HIV的相关核心基础知识有较为全面的了解。青年学生一直是国家开展HIV防控宣传工作的重点对象，但根据上述研究可以大致推断出，目前HIV防治知识的普及工作仍然有较大的提升空间。为此，如何切实且高效地开展宣传普及工作是当务之急，这也是编写本书的目的之一。

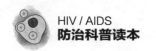

五、艾滋病防治条例

在做好科学防控的同时，保障自身合法权益、履行法定义务同样至关重要，根据《艾滋病防治条例》（以下简称《条例》），任何单位和个人不得歧视艾滋病病毒感染者、艾滋病病人及其家属。艾滋病病毒感染者、艾滋病病人及其家属享有的婚姻、就业、就医、入学等合法权益受法律保护。

未经本人或者其监护人同意，任何单位或者个人不得公开艾滋病病毒感染者、艾滋病病人及其家属的姓名、住址、工作单位、肖像、病史资料以及其他可能推断出其具体身份的信息。

根据《条例》第三十八条规定，艾滋病病毒感染者和艾滋病病人应当履行下列义务：

（1）接受疾病预防控制机构或者出入境检验检疫机构的流行病学调查和指导。

（2）将感染或者发病的事实及时告知与其有性关系者。

（3）就医时，将感染或者发病的事实如实告知接诊医生。

（4）采取必要的防护措施，防止感染他人。

艾滋病病毒感染者和艾滋病病人不得以任何方式故意传播艾滋病。

《条例》中还明确了相应的治疗和救助规定。医疗卫生机构应当按照国务院卫生主管部门制定的预防艾滋病母婴传播技术指导方案的规定，对孕产妇提供艾滋病防治咨询和检测，对感染艾滋病病毒的孕产妇及其婴儿，提供预防艾滋病母婴传播的咨询、产前指导、阻断、治疗、产后访视、婴儿随访和检测等服务。

县级以上人民政府应当采取下列艾滋病防治关怀、救助措施：

（1）向农村艾滋病病人和城镇经济困难的艾滋病病人免费

提供抗艾滋病病毒治疗药品。

（2）对农村和城镇经济困难的艾滋病病毒感染者、艾滋病病人适当减免抗机会性感染治疗药品的费用。

（3）向接受艾滋病咨询、检测的人员免费提供咨询和初筛检测。

（4）向感染艾滋病病毒的孕产妇免费提供预防艾滋病母婴传播的治疗和咨询。

从以上条例可以看出，在法律层面上，国家对HIV感染者和艾滋病病人的权益给予了极大的重视和保护。

艾滋病仍然是人类健康的一大威胁，但是我们也不必在其阴影下惶惶不安，采取正确、有效的防护措施，正确行使自身权利并履行自身的义务，终有一天，我们将会战胜艾滋病。

第五章　HIV/AIDS人群的口腔健康

第一节　HIV感染在口腔的表现

HIV感染者在发展为AIDS患者之前的很长一段时间内可能并不会出现全身症状，但大多数感染者在早期即出现口腔损害。所以，了解HIV感染的口腔损害有利于HIV感染的早发现、早诊断，以便及时采取必要的治疗措施，有利于疾病控制，提高远期治疗效果。

一、口腔损害及特点

1.真菌感染　HIV感染者免疫功能减退，易发生真菌感染。其中，口腔念珠菌病最为常见，且常在HIV感染早期就表现出来。其特点为：①无任何诱因发生于健康成年人；②颊部的红斑型白色念珠菌病；③累及咽部、软腭、悬雍垂的假膜性白色念珠菌病。

此外，组织浆液菌病也是提示HIV感染的指征之一。其特点为：①发生于舌、腭、颊部的慢性肉芽肿或较大的溃疡、坏死等病变；②病理改变为肉芽炎性增生，进行溃疡渗出液涂片、染色镜检，可查见在单核细胞、多形核细胞的内、外存在酵母型荚膜孢子（菌体周围不着色）。进行沙氏葡萄糖琼脂培养基斜面培养、菌落镜检，可查见有隔菌丝及圆形、厚壁、有棘突的齿轮状孢子。

2.**病毒感染**　毛状白斑是HIV感染者可能出现的一种特殊口腔损害，其发生率仅次于口腔念珠菌病，对HIV感染有高度提示性。其特点为：①双侧舌缘出现白色斑块，有的可蔓延至整个舌背或舌腹；②呈皱纸状或毛发状损害，有的因过度增生而呈毛茸状；③毛状白斑的诊断除了临床表现，尚需证实病损内疱疹病毒的存在，如在电镜下观察到疱疹病毒颗粒或用分子生物学、免疫组织化学技术检测到疱疹病毒；④与男性HIV感染者相比，女性感染者很少罹患毛状白斑。

单纯疱疹为HIV感染者常见的疱疹病毒损害，往往病情重、病程长，易反复发作，若病程持续1个月以上，应进行HIV感染的相关检查。Ⅰ型单纯疱疹病毒引起的感染多见，Ⅱ型单纯疱疹病毒感染除导致口腔损害，常同时导致生殖器疱疹。

此外，HIV感染者还可发生带状疱疹、巨细胞病毒感染、乳头状瘤、局灶性上皮增生等。

3.**卡波西肉瘤**　卡波西肉瘤是HIV感染者中常见的口腔恶性肿瘤，是提示HIV感染的临床指征之一。其特点为：①好发于腭部和牙龈，呈单个或多个褐色、红色、蓝色或紫色的斑块或结节，初期病变不明显，随后逐渐凸出黏膜，可有分叶、溃烂或出血；②组织病理学表现为交织在一起的梭形束及丛状的内皮细胞，血管增生，淋巴细胞、浆细胞浸润。

4.**牙周病**

（1）牙龈线形红斑。表现为游离龈呈明显的火红色线状充

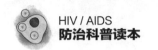
血，附着龈上可有点状红斑。口腔卫生状况良好，很少甚至无牙菌斑，可有自发性出血或刷牙后出血。充血可能与念珠菌感染有关。

（2）HIV相关性牙周炎。牙周附着龈短期内迅速丧失，但牙周袋不深，主要由牙周硬软组织被破坏导致，同时可伴有牙龈或牙周组织的坏死。

（3）急性坏死性溃疡性龈炎。口腔恶臭，以前牙牙龈最严重，牙龈红肿，龈缘及龈乳头有灰黄色坏死组织，极易出血。

（4）坏死性牙周炎。以牙周软组织的坏死和缺损为特点，疼痛明显，牙槽骨被破坏，牙齿松动。

5.溃疡性损害　发生复发性阿弗他溃疡。口腔非角化黏膜出现单个或多个反复发作的圆形疼痛性溃疡。患者的溃疡严重性与免疫系统的状况有关，疱疹型、重型阿弗他溃疡患者的细胞免疫破坏程度较严重。通常没有明确的致病因素，病损范围较大，不易愈合。

6.非霍奇金淋巴瘤　为提示HIV感染的临床指征之一。常以无痛性颈、锁骨上淋巴结肿大为首要表现，病情发展迅速，易发生远处转移。口腔内一般发生在软腭、牙龈、舌根等部位，表现为固定而有弹性的红色或紫色肿块，可有或无溃疡。需通过病理学、免疫组织化学、分子生物学等技术进行确诊。

7.涎腺疾病　多累及腮腺，其次为颌下腺。单侧或双侧大涎腺弥漫性肿胀，质地柔软，常伴有口干症状。唇腺、大涎腺活检可见导管周围炎，$CD8^+T$淋巴细胞浸润。

8.儿童患者的口腔表现　以口腔念珠菌病、腮腺肿大、单纯疱疹多见，口腔卡波西肉瘤、毛状白斑罕见。

二、治疗方法

对HIV感染合并口腔损害进行治疗应遵循以下原则：①进行健康教育和心理咨询，以增强患者与疾病做斗争的信心；②抗病毒治疗，坚持早期、持久、联合用药的原则；③免疫治疗应与抗病毒治疗联合应用；④针对机会性感染和肿瘤进行治疗；⑤支持、对症治疗。

前文中已详细阐述了针对HIV感染的治疗方法，此处仅简要介绍针对各类口腔损害的处理方法。

1.口腔念珠菌病　局部和全身使用抗真菌药物，如口服氟康唑100mg/d或酮康唑200~400mg/d。对氟康唑或其他唑类药物耐药的患者，可用两性霉素B口腔用混悬液1~5ml，每日4次，含漱后吞服，也可用伊曲康唑200mg/d。局部用克霉唑含片10mg，5次/日，碱性漱口液含漱，口角炎可用咪康唑软膏涂擦。治疗10~14日病变可消失。同时应进行HAART，以重建免疫功能，否则容易复发。为防止复发，常采用维持治疗，局部用药同上，全身用药时可使用氟康唑100mg/d或酮康唑200mg/d。酮康唑可能会影响患者肝功能，须对患者的肝功能进行监测，其优点是价格较氟康唑更低。

2.毛状白斑　局部可用视黄酸和抗真菌药物，严重者可用阿昔洛韦2~3g/d，疗程2~3周。停药后毛状白斑易复发，可用大剂量阿昔洛韦维持治疗，与阿昔洛韦同样有效的药物有更昔洛韦等。采用HAART后，毛状白斑可消失。

3.卡波西肉瘤　可用激光或手术切除，注意预防继发感染，可同时配合放、化疗。

4.口腔疱疹　单纯疱疹损害明显者可用阿昔洛韦200mg，5次/日，伴生殖器疱疹者，疗程可延长至10日。也可用阿糖胞苷

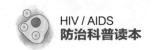

0.2~2.0mg/kg，静脉滴注5日，同时肌肉注射干扰素。带状疱疹者可用阿昔洛韦4g/d，必要时静脉滴注，15~20mg/（kg·d），疗程5~7日或更长。

5.牙周病　进行常规刮治术，因患者常有出血倾向，注意操作时动作宜轻柔。术后用0.1%氯己定溶液或碘附冲洗或含漱。若病情严重，可同时口服甲硝唑200~300mg，4次/日，或阿莫西林/克拉维酸钾，2次/日，疗程7~14日。

6.复发性阿弗他溃疡　局部使用皮质类固醇药物和抗菌含漱液，一般不全身使用皮质类固醇。

7.口干症　使用唾液分泌刺激物，如无糖橡胶、毛果芸香碱等。避免使用可能会引起或加重口干的药物。局部可使用含氟漱口液或凝胶，以防止龋齿发生。

8.乳头状瘤　可采用手术切除或激光治疗，且有复发的可能。

若HIV潜在高危人群出现了相关口腔损害，应及时就医，早发现、早诊断、早治疗。

第二节　HIV传播与口腔诊疗

口腔诊疗过程中，许多治疗如拔牙、补牙、洁牙等都会伴有创伤性出血，HIV可以通过血液传播，那么口腔诊疗是否有可能导致HIV的传播呢？口腔门诊涉及人群众多，在就诊人群中可能存在仅有前驱症状的AIDS患者或无症状HIV感染者，这些无症状感染者便可能成为隐性传染源。如果医生意识不到隐性传染源的潜在危害，就可能造成患者之间交叉感染。此外，部分AIDS患者在急性感染期时因出现口腔症状而就诊，若治疗中使用的器械消毒不彻底，就可能造成HIV通过口腔传播。

一、传播途径

1.感染因子　洁牙机、牙钻手机机头高速旋转会产生飞沫，其中的细菌、病毒等会造成环境污染。据调查，口腔诊室空气合格率仅为61.4%，口腔科常用的牙钻手机机头如果没有进行有效的消毒，将成为疾病传播的媒介。国外曾对AIDS 患者使用过的牙钻手机内部进行检查，其HIV阳性率为50%。

2.血液传播　口腔科交叉感染主要通过锐器直接将HIV定植到被切割或破损的伤口或皮肤中。牙钻手机在使用过程中存在回吸现象，在治疗中牙钻手机可残留磨牙出现的血污。洁牙时超声波洁治器在牙齿间来回震荡，根管治疗中的拔髓针、根管锉会接触到牙髓，大部分患者在治疗时会有出血现象，如果前一个患者用过的机头消毒不彻底，机头负压回吸的血污将喷入下一个患者口中，从而有可能使患者感染HIV。

3.唾液携带传播　据相关报道显示，在HIV感染者的唾液中也发现了HIV抗原和抗体。

4.口腔医生面临感染威胁　口腔医生面临着感染HIV的风险与间接传播HIV的可能，又承担着治疗HIV/AIDS人群口腔疾病的责任。口腔医生的工作性质决定了其会与患者血液、唾液、龈沟液、黏膜接触频繁，加之锐利器械多、使用注射器易刺伤手指等，只要皮肤有一点破溃或黏膜接触时间过长，都有可能发生感染，如果口腔医生防范意识不足，则会使感染的风险增加。近年来美国有相关报道指出，因职业暴露感染HIV的卫生工作者已有

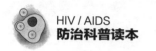

几十人，已有多名口腔科人员感染HIV，同时也有口腔科人员将HIV传给患者的报道。

二、传播方式

1.直接传播 直接接触带有血液、分泌物的敷料。

2.间接传播 接触被污染的齿科器械、进行侵入性操作均可导致间接感染。

三、阻断传播

严格执行消毒程序对控制感染至关重要。医院应引进完善的口腔消毒设备，严格实行"一人一手机一消毒"的操作，杜绝HIV传播，遵循防控原则，保障医疗安全，为患者提供放心的医疗服务。

1.手机消毒流程 应选择具有防回吸功能的手机或配备多套洁牙手机，达到"一人一手机一消毒"。因口腔科手机属含腔器械，其内部可能残留患者的血污，因此在消毒时需选专用全自动热清洗消毒设备对其内、外腔进行洗涤、消毒和其他相应的处理。使用过的机头应送到消毒室进行热清洗，针对附有血迹和黏固粉的手机应进行预处理后，再置于全自动器械中进行热清洗，之后放入专用仪器中注油养护，养护结束后擦净手机机体残留的机油，封装，最后将封装的机头放入预真空高压锅内，抽空机头腔隙内的水分和杂质（重复3次），然后在134℃的高温下灭菌30分钟，经过这一系列消毒程序，机头上携带的各种细菌、病毒都可完全被杀灭，整个流程近2小时。不具有上述设备时也可将用过的机头先用药液浸泡30分钟，再放入高压蒸气灭菌锅内进行彻底灭菌。高压蒸气灭菌和干热灭菌的效果较好。新近研制的手机消毒器，既可以达到理想的消毒效果，耗时又短，如JW-Ⅱ型牙钻手机消毒器，对牙钻上自然菌的杀灭率达99.99%；WBY-1型微波牙科手机专用消毒器，照射1分钟即可杀灭各种细菌繁殖体、芽孢，真菌，以及HBV、HIV等病毒，达到有效消毒的效果。

2.器械消毒、灭菌　一次性医疗用品，经初步消毒后由专人回收销毁。手术器械、扩大针、车针、根管锉、拔髓针等应先用0.1%次氯酸钠溶液浸泡30分钟后，用流水冲洗，再用2%戊二醛溶液浸泡30分钟，经热清洗、干燥、封装、高压灭菌、检测后才能送至诊室。

3.地面血迹、唾液的处理　用浸透0.1%次氯酸钠溶液的抹布擦掉血迹、唾液后将抹布弃入一次性垃圾袋内，送到指定地点销毁。

4.诊室消毒　诊室为独立房间，应每天行紫外线照射消毒及开窗通风；对物体表面进行定期消毒；每月科内进行细菌监测培养，参与院内检测并进行三级监控体系，以达到有效控制感染的目的。

5.其他　正确使用肥皂和流水洗手后用消毒液洗手，可有效阻止外来细菌定植。为防止吸入雾化的血液、唾液和口腔内其他有感染性的碎屑、唾液的飞溅，应穿防护服，戴手套、口罩、防护眼镜、橡皮障，避免手部损伤，可有效降低身体接触到的病原微生物数量，减少医患之间交叉感染。应在灯架、手柄、手机、托架等处用不透水的防护罩。使用橡皮障，既可隔离唾液，又可减少微生物的扩散与传播。

总之，虽然口腔诊疗存在感染HIV的风险，但只要严格执行消毒程序，就不会因口腔治疗操作而感染HIV。

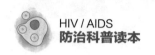
第三节　口交会不会传播HIV

一、口交不是绝对安全的性行为

口交指以唇、舌、齿及咽喉部刺激生殖器的性行为。大多数性学家认为，在具有完全行为能力的成年人之间发生的、双方均能接受的性行为都是正常的。但口交存在风险吗？各种形式的性行为都存在一定的传播疾病的风险，口交也不例外。口交没有怀孕的顾虑，但它也并非是一种绝对安全的性行为。

二、口交存在传播HIV的风险

HIV的传播方式主要是血液传播、性传播、母婴传播等。口交一般不会传播HIV。但是，如果生殖器上有明显破损或者溃疡，同时对方口腔有明显出血，此时是有一定概率感染HIV的。这是比较特殊的情况，多数情况下还是安全的。但不能因为相对安全，就完全忽视其风险。总之，口交传播HIV的概率虽然较肛交、阴道性交低，但也不是完全没有可能。一项对102名新近感染HIV的同性恋和双性恋男子进行的研究显示，8%的感染是因为进行了没有保护的口交。英国公共卫生实验室管理署（PHLS）的调查发现，在HIV/AIDS人群中，因无保护措施的口交而感染HIV的比例占8%。而临床研究表明，口对阴茎、口对阴道和口对肛门的性行为均可能传播HIV。

三、口交是如何传播HIV的

HIV存在于HIV/AIDS人群的血液、精液、精前液及阴道分泌物中，如果施行口交者的口腔或喉咙里有小伤口或溃疡，HIV就能够通过接触而进行传播。如果其中一方还感染了其他性传播疾病（STDs），那么传播HIV的概率也会增加。

四、口交的其他危害

1.卫生问题 男性生殖器包皮中如果有污垢，进行口交将影响性伴的身体健康，如果性伴是女性，容易引发妇科病。女方阴道分泌物如果不清洁，也会影响性伴的身体健康。男性如果患有前列腺炎，不论是细菌性还是非细菌性，其前列腺液都含有坏死的白细胞，亦会影响对方的口腔健康。

2.诱发口腔癌 经常口交，除了可增加感染性传播疾病的风险，还可诱发头颈癌（包括口腔癌和舌癌）。美国一项研究发现，已有强有力的证据表明口交和癌症之间存在关联，在美国，64％的口腔、头部和颈部的癌症是由人乳头瘤病毒（human papilloma virus，HPV）引起的，这种病毒可以通过口交传播。口交的次数越多、进行口交的伴侣越多，发生这类癌症的可能性就越大。研究表示，在美国，由HPV感染引起的癌症患者越来越多，甚至比烟草引起的癌症患者还要多。而在世界其他地区，烟草仍是引起这类癌症的"罪魁祸首"。

五、如何规避口交的风险

使用口交安全套能够将口交的风险降到最低。在正确使用的前提下，安全套能够把怀孕和感染性传播疾病的概率降到最低。

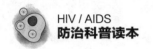

目前口交安全套在国内虽然并不流行，但其效用已经被越来越多的人认可。

口交安全套通常采用超薄设计，大多数不添加润滑剂，头部也少了储精囊，有的会添加各种香味，从而遮盖橡胶的苦涩味。对女性也有相应的口交保护措施，即使用"口交保险膜"（dental dam for oral sex），它是一张隔在舌头和生殖器之间的乳胶膜，来源于口腔科用的橡皮障。

第六章　HIV/AIDS人群的生殖健康

随着抗病毒治疗的不断发展，HIV/AIDS人群的生活质量得到了很大的提高。曾经，家庭中一位成员感染HIV会让整个家庭的经济和声誉受到极大的影响。现如今，艾滋病相关知识在社会上的普及让HIV/AIDS人群的心理压力大大减轻，不断进步的医疗水平也让HIV/AIDS人群能够有机会生育自己的孩子，生育健康的宝宝不再是HIV/AIDS人群奢求的梦想。

第一节　国内HIV/AIDS人群的生育情况

母婴传播是HIV很重要的一条传播途径，曾让许多女性患者失去了做母亲的机会。有调查显示，HIV的母婴传播率可达50%。在如此高的传播率下，真的能够安全地生育出健康的宝宝吗？事实上，现在国内已经有很多HIV/AIDS人群经过母婴阻断治疗成功生育健康宝宝的案例。

2000年，北京地坛医院完成了该院第一例HIV母婴阻断分娩手术，成功地帮助一位感染HIV的女性诞下一名健康的宝宝。

2003年，北京佑安医院设立了负责阻断母婴传播的科室，为

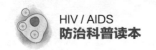

有意愿生孩子的HIV/AIDS人群提供阻断药物，也为前来就诊的HIV/AIDS人群进行专业的母婴阻断方法的科普。在其后的十多年里，北京佑安医院帮助了200多位感染HIV的产妇成功分娩出健康的宝宝，且无新生儿感染的记录。

在这之后，国内多个地区先后完成了当地的第一例母婴阻断治疗并成功让HIV/AIDS人群分娩出健康宝宝。2000年到2004年，云南省为23位孕妇进行了母婴阻断治疗，其中22例阻断成功；2006年上海完成了第一例母婴阻断治疗，帮助一名在妊娠状态才检测出HIV感染的女性患者成功生下HIV检测呈阴性的宝宝；2008年南京也完成了首例母婴阻断治疗，在疾病预防控制中心的追踪服务和医院的严密监测下，一对均患艾滋病的夫妇拥有了健康、可爱的小女儿。许许多多的案例让不少HIV/AIDS人群有勇气走进医院，有机会获得医院的专业指导和检测治疗。

如今，母婴阻断技术已经较为成熟，许多医院的成功率已接近100%。云南省防治艾滋病局在2019年宣布云南省2006—2019年母婴阻断治疗成功率达97.85%；上海从第一例母婴阻断治疗开始，所有接受正规母婴阻断治疗的患者无一例发生母婴传播。母婴阻断技术已经基本可以完全阻断HIV的母婴传播，我国也在十余年的不断努力中有了规范的预防HIV母婴传播的方案，抗病毒药物的研究也在不断发展，药物的安全性逐渐提高。可以说，只要接受正规的治疗，HIV/AIDS人群有极高的概率生育健康的宝宝。同时，母婴阻断技术在阻断HIV母婴传播的同时，也可在一定程度上增强感染者的免疫功能，这对于整个家庭而言也是一件极其有益的事情。

第二节 "四免一关怀"政策

为了加强艾滋病的防治工作，让更多患者及家庭够得到关怀和治疗，我国从十几年前起开始实行"四免一关怀"政策。"四免"包括免费自愿咨询检测、免费抗病毒治疗、免费母婴阻断、遗孤免费就学。"一关怀"即对HIV/AIDS人群的家庭实施关怀救助。政策的具体内容如下。

1.免费自愿咨询检测 指在充分知情和完全保密的情况下，自愿接受免费HIV抗体检测、改善危险行为及获得相关服务。通过免费检测，HIV/AIDS人群的病情可以尽早被发现，从而尽早采取医疗措施，同时他们能获得相应的人文关怀，在情感和心理上得到一定的支持，减少艾滋病对患者、家庭及社会的影响。普通群众也可以由此接触许多相关的医疗人员，获得一定的艾滋病防治相关知识，从而更好地保护自己和家人，也利于各部门及机构之间加强配合，以更好地防控艾滋病。

2.免费抗病毒治疗 免费抗病毒治疗可以尽可能避免艾滋病导致的死亡并提高患者的生活水平，它可以降低患者体内病毒载量，同时可以降低患者传染给其他人的概率。大多HIV/AIDS人群属于中青年，艾滋病可能会让他们失去挣钱的机会，昂贵的药物可能会使患者因不愿让家庭背负沉重的债务而放弃治疗。免费抗病毒治疗可以让患者减少这方面的顾虑，从而配合治疗。

3.免费母婴阻断 15岁以下儿童感染HIV的主要途径是母婴传播。免费母婴阻断可以让孕产妇获得专业的生育指导，从孕前的药物治疗，到孕中的指导，至产后人工喂养等，让HIV/AIDS人群也能够拥有健康的宝宝。

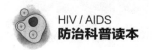

4.HIV/AIDS人群遗孤免费就学　由于大部分HIV/AIDS人群经济状况较差，身患艾滋病会使患者生产力下降，使整个家庭经济状况进一步恶化。当家庭的主要劳动者因病去世，死者的孩子大多会因为经济原因和社会压力辍学，容易给孩子留下巨大的心理阴影。让遗孤免费就学，可以尽可能让他们不因经济原因辍学，能够像其他儿童一样接受教育，通过受教育改变自己的命运。

5.对HIV/AIDS人群家庭实施关怀救助　各级政府将经济困难的HIV/AIDS人群及其家属纳入政府补助范围，按有关社会救济政策规定给予生活补助。同时政府帮助有生产能力的HIV/AIDS人群从事力所能及的生产活动，让其通过自身劳动增加收入。通过关怀救助，让HIV/AIDS人群能够感受社会的关心和帮助，全社会平等地对待HIV/AIDS人群，让他们能够走出疾病带来的心理阴影，树立生活的信心，正常地开展工作，尽可能减少疾病对其带来的影响。

"四免一关怀"政策出台后，各地迅速按照政策建立了相关体系，艾滋病防治工作取得了一定的成效。全国各地建立了抗病毒治疗机构，积极为HIV/AIDS人群提供专业诊疗，艾滋病相关病死率有所降低，农村艾滋病相关病死率更是显著下降。我国许多地区将"四面一关怀"政策与计划生育政策进行了良好的结合，一方面由于我国计划生育服务系统经过多年的发展，已经形成了一个较完善的服务信息网络，医疗机构可以通过多种渠道接触到城市、乡镇和偏远村庄的人群，更容易深入接触HIV/AIDS人群。而且，计划生育系统的服务人员有一定的医学基础并受过专业培训，可以较好地承担艾滋病防治的相关工作。另一方面，计划生育系统的主要服务对象是广大育龄妇女和各地流动人口，这与艾滋病防治的重点人群有重合，便于工作的开展。

截至2015年，我国实现了预防艾滋病母婴传播项目的全国性覆盖。在我国艾滋病流行较为严重的四川省凉山州，已经确定了对口支援和受援机构，制订了相应的管理手册和指导手册，保证凉山州的母婴阻断治疗能够统一、规范，保质保量地完成诊疗服务。为了更好地服务当地的患者，凉山州与多家医院进行合作，并邀请相关专家前去指导工作，同时也将凉山州本地的医生送往各地进行学习交流。这些举措让凉山州的预防艾滋病母婴传播项目取得了很好的成效。

为了更好地开展预防艾滋病母婴传播项目，社会各个部门充分发挥其优势，在提升母婴阻断效果的同时，加强了HIV/AIDS人群对该病的认知，倡导人们积极参与到艾滋病母婴传播阻断中来，在达到阻断效果的同时，还取得了很好的艾滋病防控效果。例如：卫生部门为孕产妇提供分娩、体检、治疗等医疗服务；政府部门制定相应的制度，保证HIV/AIDS人群的基本权利；妇幼保健部门加强艾滋病宣传，加强女性HIV/AIDS人群对艾滋病的认识。

"四免一关怀"政策从政策层面出发，解决了许多HIV/AIDS人群在考虑生育孩子时在经济和心理上面临的困难，让HIV/AIDS人群能够更有勇气全面配合医学治疗，也为HIV/AIDS人群生育健康的宝宝打下坚实的基础。

第三节　母婴传播阻断

母婴传播（mother-to-child transmission）是15岁以下儿童感染HIV的主要途径，指HIV阳性妇女在妊娠、分娩、哺乳等过

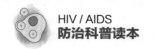

程中将HIV传染给胎儿或婴儿，导致胎儿或婴儿感染HIV。目前国际上非常重视预防艾滋病母婴传播项目，将其作为防治艾滋病的重要组成部分。联合国艾滋病联合规划署（the Joint United Nations Programme on HIV/AIDS，UNAIDS）针对艾滋病母婴传播的3种方式推荐采用综合的母婴传播阻断方案，即抗病毒药物治疗+产科干预+人工喂养。其中抗病毒药物治疗的药物选用及其治疗时机尤为重要。

在进行抗病毒药物治疗时，单一药物有一定的局限性，因此，越来越多的国家开始联合使用多种药物进行抗病毒治疗。HAART是最常使用的治疗手段，它可以尽可能地减少病毒耐药性，是针对HIV感染比较理想的治疗方法。无论在发展中国家还是在发达国家，采用HAART进行艾滋病母婴传播阻断的风险都是最低的。

那么，什么是HAART呢？

HAART指高效抗逆转录病毒治疗，它在20世纪末开始被用于治疗艾滋病，自HAART被应用以来，极大地降低了艾滋病相关病死率和发病率。英国有研究者提出，早期对HIV/AIDS人群进行HAART，有助于机体重新产生CD4$^+$T淋巴细胞，以更好地预防HIV传播。

HAART是现阶段治疗艾滋病最为有效的措施，它主要通过调节T淋巴细胞数量及质量来重建机体免疫系统，能有效降低患者体内的病毒载量，从而控制病情发展，同时降低母婴传播的概率，让HIV/AIDS人群生活质量得到提升。进行HAART 2~3个月后，CD4$^+$T淋巴细胞数量会以一种持续稳定的趋势缓慢升高，治疗持续时间超过1年时，病毒载量会得到有效的控制，胸腺可产生新的CD4$^+$T淋巴细胞。HIV感染者经过HAART后，记忆淋巴细胞的特异性抗原反应能力能得到一定程度的恢复，同时体液免疫功能也会逐渐恢复。

在阻断母婴传播方面，HAART可以用于防止妊娠导致的HIV传播。这种多种药物的联合应用也叫作"鸡尾酒疗法"。尽管这些药物不能将HIV从人体内完全清除，但是它们可以明显控制病情发展，并且降低孕产妇体内的病毒载量，从而阻断母婴传播。

通过上文我们已经对母婴传播阻断有了一定的了解，但是对于HIV/AIDS人群在整个生育的过程中具体需要注意的事项并没有十分明确。接下来我们将具体聊聊HIV/AIDS人群如何生育健康的宝宝。

一、孕前及孕中的治疗方法

HIV可直接侵犯人体免疫系统，使免疫功能减退，导致感染和肿瘤的发生，可引起盆腔炎、输卵管梗阻及输卵管和卵巢脓肿的发生率增加。HIV可对生育力产生严重影响，对于女性而言，在无卵巢功能减退的情况下，HIV阳性妇女出现继发性闭经及无排卵的风险大约是普通妇女的3倍，因为HIV感染及抗病毒治疗可引起性腺相关激素分泌紊乱，也可能引起代谢功能紊乱，如葡萄糖耐受不良、胰岛素抵抗、性腺功能减退、高脂血症和脂肪营养不良等，同时，因抗病毒治疗会使用与闭经有关的药物，女性患者可能出现绝经年龄提前、卵巢功能减退及生育能力受损等情况，因此有生育需求的女性患者应当尽早前往医院采取措施，保护生育能力。另外，HIV感染也可导致男性睾丸炎、性腺功能减退的发生率提高，HIV感染及长期抗病毒治疗可能引起男性精子质量下降。由此可见，HIV/AIDS人群的生殖系统可能有一定的损伤，因此有生育意愿的夫妇应当尽早去正规医院进行相应的检

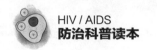

查。医生建议不宜生育的HIV/AIDS人群可以选择领养等方式；医生建议可以生育的HIV/AIDS人群应当详细询问相关治疗方法并积极配合治疗。然而，尽管抗病毒药物可以在很大程度上降低宝宝的感染概率，但风险依然存在，这也是HIV/AIDS人群需要斟酌的一点。

对于有生育意愿的夫妇，目前最常用的方法是进行抗病毒药物治疗，以减少体内的病毒载量。我们将分成以下三种情况进行介绍：

1.男方HIV阳性和女方HIV阴性夫妇　在备孕之前，男方需要接受至少 6 个月的抗病毒治疗，并且测得的血浆病毒载量＜400copies/ml。男方应没有生殖道感染症状，并需要进行精液检测。在受孕前 1 周不可有性生活。同时，女方也需要进行孕前检查，孕前检查包括传染病筛查、妇科检查、肝肾功能检查，女方可通过局部应用阴道雌激素凝胶及PrEP等进一步降低病毒传播的风险。当满足了以上条件并且选择了最佳受孕时机（黄体生成激素水平达峰值后的36小时）进行受孕后，可进行预防性用药，如齐多夫定或替诺福韦+拉米夫定+洛匹那韦/利托那韦。女方在进行最后一次无保护性行为后的第 1、3 和 6 个月需要接受HIV抗体筛查和检测。若女方确认未感染HIV，孩子出生后则可不用做HIV检测。

2.男方HIV阴性和女方HIV阳性夫妇　正如前文所说，HIV感染及长期抗病毒治疗可引起女性生育力下降，因此需要在孕前对HIV阳性女方进行生育力评估，生育力良好的女性可根据男方精子情况选择男方精子人工授精。女方孕前检查包括传染病筛查、妇科检查、肝肾功能检查。在受孕前，女方至少需要补充 3 个月叶酸，最佳受孕时机为黄体生成激素水平达峰值后的36小时。男方可用干净的杯子收集新鲜的精液，然后用不带针头的注射器将精液注射到女方的阴道内以完成受精。

3.男方HIV阳性和女方HIV阳性夫妇　HIV感染及抗病毒治疗可能会引起夫妇一方或者双方生育力受损。夫妇双方在备孕前应进行生育力评估和性健康筛查，性健康筛查的目的是排除生殖器感染或其他性传播疾病，而生育力评估可用来确定最佳的治疗方式。HIV阳性的女方需要进行输卵管通畅性检查，在这里建议首选无创性检查方法（如子宫输卵管造影检查）。根据已有的治疗方案及治疗技术，将夫妇双方的病毒载量控制到检测下限以下，结合夫妇双方的具体情况，选择有效合适的方案进行治疗。

当然，有许多HIV/AIDS人群怀孕后才检测出HIV阳性，这种情况就需要向医生详细询问自己的身体情况，了解自己的情况、新生儿的感染风险等，与家人商量，决定是否继续妊娠。对于选择继续妊娠的患者，由于HIV会对免疫系统带来损伤，需要加强孕期保健，同时及时进行母婴传播阻断咨询以及采取相应的用药方案，与此同时，为确定配偶是否患有HIV，配偶也需要进行HIV抗体的检测。所有HIV阳性孕妇，无论CD4$^+$T淋巴细胞水平，都应该从孕期的14周开始接受抗病毒治疗，首选方案可以是齐多夫定＋拉米夫定＋洛匹那韦/利托那韦。根据研究，抗病毒治疗时间越早、越长，母婴传播阻断效果就越好。

但是，由于各方面因素，有的HIV阳性孕妇并没有得到及时的阻断，而是在孕晚期才前往医院就诊。研究显示，相较于孕早期或中期前往医院就诊的HIV阳性孕妇，这一类孕妇处于更高的风险之中，即使进行了抗病毒治疗，她们的母婴传播风险仍比长期接受抗病毒治疗的孕妇高出7.78倍。同时，对于这一类患者，在治疗过程中不仅要考虑如何快速抑制病毒增殖，还要考虑药物

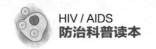

对胎儿的影响、脐带血药物浓度及新生儿药物洗脱等问题。由于孕期会使许多抗病毒药物的暴露浓度降低，许多药物都需要加大剂量，而妊娠期间的特殊生理变化，可能会影响母体药物转运蛋白的表达，从而影响穿过胎盘的药物浓度。不同抗病毒药物在脐带血中的浓度不一，基于这些情况，研究发现使用整合酶链转移反应抑制剂对病毒的抑制效果较好。尽管如此，母婴传播的风险依然很高，因此尽早检查、尽早医治仍然是最佳策略。

综上所述，在妊娠各个阶段，艾滋病的母婴传播率并不相同，其中孕中、晚期传播率较高。HIV阳性孕妇使用抗病毒药物能显著降低艾滋病母婴传播风险，有利于孕产妇和新生儿健康。在艾滋病母婴传播阻断过程中，及早服用抗病毒药物是提高阻断效果的关键，能够显著降低母婴传播率，甚至可降低到1%以下。从孕期14周开始进行抗病毒治疗的效果优于临产开始抗病毒治疗的效果。

然而，所有的药物都会有不良反应发生。据研究，不良反应主要以胃肠道反应为主。同时贫血是妊娠期常见并发症，其中缺铁性贫血在孕晚期尤为明显，数据显示，进行抗病毒治疗的孕产妇贫血发生率接近普通孕妇水平，大约为30%，且发生的贫血多为轻度贫血。

二、分娩方式的选择

HIV阳性产妇一般建议以剖宫产作为分娩方式，剖宫产可将产程缩短，以此降低产时艾滋病传播率。常理来说，孕期37~38周为剖宫产的最佳时机，此时进行子宫下段剖宫产，婴儿出生断脐后及时用流动水洗净被母亲血液污染的皮肤、头发及外生殖器，擦干保暖。对无产科剖宫产指征或产妇要求顺产、符合自然分娩条件、产妇在妊娠期充分进行抗病毒治疗、孕晚期病毒载量 < 1000copies/ml的产妇，可以实施阴道试产，但是要避免损伤性操作，比如胎吸或使用产钳助产、电极检测胎儿头皮、人工破膜、会阴侧切等。产妇生产前需要充分清洗产道，使用抗病毒溶液或消毒液对阴道进行消毒和清洗。

三、产后哺乳及新生儿检查

对于HIV阳性产妇所生新生儿的喂养原则是"提倡人工喂养，避免母乳喂养，杜绝混合喂养"。医务人员将与HIV阳性产妇及其家人针对人工喂养的知识和技能，负担费用，以及新生儿是否能持续获得足量、营养和安全的代乳品等进行交流，产妇及其家人应当及时接受医务人员的综合指导和支持。如果产妇具备人工喂养条件，应尽量人工喂养；若产妇不具备人工喂养条件而选择母乳喂养，需要向医院做好充分的咨询，获得正确的纯母乳喂养方式指导，且在整个哺乳期间必须坚持抗病毒治疗，喂养时间最好不超过6个月。

新生儿需要于出生后6小时内（一般在2小时内，最迟不超过48小时）开始抗病毒治疗，如果经济条件允许，在新生儿出生后48小时内可进行血液病毒载量检测，以了解有无宫内感染。新生儿应在出生后6周以及3个月进行HIV核酸检测，进行HIV感染早期诊断。HIV抗体检测在出生后12个月和18个月进行。若18个月时检测结果为阴性，则新生儿没有感染HIV，若核酸检测呈阴性而18个月时抗体呈阳性，则表示需在出生后24个月再进行1次HIV抗体检测。与此同时，需要定期进行常规保健、生长发育监测和免疫接种服务等，产妇应根据专家评估决定是否继续抗病毒治疗。

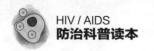

第四节　结语

曾经，HIV/AIDS人群被社会贴上了各种各样的标签，许多HIV/AIDS人群为了自己和家庭的声誉，不得不隐姓埋名、远走他乡，而组建家庭、拥有幸福稳定的生活是他们从没有想过的梦想。近年来，科学知识的普及、医疗水平的进步，让许多HIV/AIDS人群寿命得以延长，生活水平也有了很大的提高，这也给许多HIV/AIDS人群生育健康宝宝带来了希望。进入21世纪，国内在母婴传播阻断方面有了很大的进展，让许多HIV/AIDS人群生育健康宝宝的梦想变成现实。现阶段，通过接受正规的孕前检查、抗病毒治疗、产科干预和人工喂养，母婴传播概率可以被大大降低。目前，国内外依然在寻求更有效、安全性更高的母婴传播阻断方法，尝试制定更完善的政策以服务更多的患者。希望有朝一日我们能够探索出能完全阻断母婴传播的方法，让HIV/AIDS人群能够更加放心地生育健康的宝宝。

参考文献

[1]陈丽.HIV/AIDS发病机制的研究进展[J].医学综述，2010，16（24）：3713-3716.

[2]陈谦明.口腔黏膜病学[M].4版.北京：人民卫生出版社，2014.

[3]丁贤彬，陈宏，潘传波，等.流动人口艾滋病知识、态度及高危行为分析[J].中国公共卫生，2006，22（11）：1293-1294.

[4]杜凌遥，唐红.HIV/AIDS患者抗病毒治疗进展[J].四川医学，2018，39（9）：989-995.

[5]郝文革.我国艾滋病流行现状及防治[J].职业与健康，2006，22（22）：1974-1975.

[6]黄永红.我国艾滋病的流行动态和预防控制策略[J].应用预防医学，2006，12（增刊）：5-7.

[7]何权瀛.您了解世界上第一例艾滋病病例的报道过程吗[J].中华结核和呼吸杂志，2012，35（2）：112.

[8]李春福.口腔治疗中遏制艾滋病病毒的感染与传播[J].中国现代医生，2008，46（16）：55-56.

[9]李冬洁.艾滋病流行趋势与特征分析[J].健康大视野，2020（16）：193.

[10]李凡，徐志凯.医学微生物学[M].8版.北京：人民卫生出版社，2013.

[11]李兰娟，任红.传染病学[M].9版.北京：人民卫生出版社，2018.

[12]李兰娟，王宇明.感染病学[M].3版.北京：人民卫生出版社，2015.

[13]李明远.医学微生物学[M].北京：科学出版社，2013.

[14]李玉林.病理学[M].8版.北京：人民卫生出版社，2013.

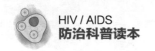
[15]林达雄，李直健.流动人口艾滋病防治现状与对策[J].应用预防医学，2008，14（z1）：18-21.

[16]林梅，周红梅，刘英，等.艾滋病的口腔表征及治疗措施[J].临床口腔医学杂志，2002，18（2）：154-155.

[17]林鹏.艾滋病预防控制策略[J].华南预防医学，2005，31（4）：74-76.

[18]吕日英，李国坚.高效抗逆转录病毒疗法在艾滋病治疗中的应用进展[J].中国临床新医学，2015，8（9）：887-890.

[19]邵英，李杰，刘安，等.我国三城市青年学生艾滋病非职业暴露后药物预防知识知晓和接受服务情况[J].中国艾滋病性病，2020，26（3）：259-263，272.

[20]司炎辉，刘保池，黄朝刚.人类免疫缺陷病毒与人乳头瘤病毒共感染的临床特征分析[J/OL].中华实验和临床感染病杂志（电子版），2015，9（5）：625-629.

[21]宋兵，赵壮红，秦玉玲，等.心理干预对新确诊HIV/AIDS患者接受抗病毒治疗意愿的影响[J].传染病信息，2019，32（4）：366-368.

[22]唐琪，卢洪洲.艾滋病流行现状及防治策略探讨[J].复旦学报（医学版），2017，44（6）：744-751.

[23]田秀红，张铁军，杨瑛，等.上海市闵行区工厂外来务工人员艾滋病知信行及自愿咨询检测意愿调查[J].中国健康教育，2008，24（10）：802-804.

[24]王陇德.艾滋病防治工作手册[M].北京：北京出版社，2005.

[25]王凝芳，朱纯吾，刘又宁，等.首例中国大陆居民艾滋病系统研究[J].传染病信息，1995（2）：83-84.

[26]魏明，田临红，程义新.HIV/AIDS实验室检测进展[J].河北医药，2010，32（7）：860-862.

[27]吴菊意，校丽绒，胡泷，等.艾滋病病毒感染者和艾滋病患者合并宫颈癌与癌前病变的相关影响因素[J].实用癌症杂志，2019，34（5）：846-849.

[28]吴雪韵，沈银忠.艾滋病抗病毒治疗新进展[J].传染病信息，2019，32

（1）：81-87.

[29]徐俊杰，黄晓婕，刘昕超，等.中国HIV暴露前预防用药专家共识[J].中国艾滋病性病，2020，26（11）：1265-1271.

[30]杨彤彤，宋玉霞，许珺，等.HIV相关卡波西肉瘤的研究进展[J].中国艾滋病性病，2014，20（3）：221-225.

[31]应若素，李芳.人类免疫缺陷病毒感染孕妇妊娠晚期快速母婴阻断抗病毒治疗[J/OL].中华产科急救电子杂志，2020，9（4）：195-198.

[32]虞三乔.HIV感染者/AIDS患者进行抗病毒治疗生命质量及临床效果分析[J/OL].国际感染病学（电子版），2020，9（1）：76-77.

[33]袁小莉，肖寒.获得性免疫缺陷综合征抗病毒治疗及预防的研究进展[J].医学综述，2019，25（7）：1363-1369.

[34]张晗希，韩孟杰，周郁，等.应用中断时间序列分析我国"四免一关怀"政策实施前后对艾滋病相关病死率的影响[J].中华流行病学杂志，2020，41（3）：406-411.

[35]张孔来.中国卫生系统对人类免疫缺陷病毒做出的反应[J].生殖医学杂志，2004，13（6）：330-333.

[36]赵伟，李珍，田洪青.HIV暴露前预防和暴露后阻断[J].皮肤科学通报，2019，36（3）：395-400.

[37]中华医学会感染病学分会艾滋病丙型肝炎学组，中国疾病预防与控制中心.中国艾滋病诊疗指南（2018版）[J].传染病信息，2018，31（6）：481-499，504.

[38]中华医学会感染病学分会艾滋病学组，中华医学会热带病和寄生虫学分会艾滋病学组.AIDS相关性淋巴瘤诊治专家共识[J].中国艾滋病性病，2017，23（8）：678-682.

[39]中华医学会热带病与寄生虫学分会艾滋病学组.人类免疫缺陷病毒/艾滋病患者合并非结核分枝杆菌感染诊治专家共识[J].中华传染病杂志，2019，37（3）：129-138.

[40]朱晗，唐琪，卢洪洲.艾滋病暴露前预防的研究现状与挑战[J].中国艾滋病性病，2019，25（12）：1307-1310.

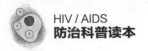
[41]Alfvén T, Erkkola T, Ghys P D, et al. Global AIDS reporting–2001 to 2015: lessons for monitoring the sustainable development goals [J] .AIDS Behav, 2017, 21 (suppl 1): 5–14.

[42]Anderson P L, Glidden D V, Liu A, et al. Emtricitabine–tenofovir concentrations and pre–exposure prophylaxis efficacy in men who have sex with men [J] .Sci Transl Med, 2012, 4 (151): 151ra125.

[43]Colombier M A, Molina J M. Doravirine: a review [J] .Curr Opin HIV AIDS, 2018, 13 (4): 308–314.

[44]Glidden D V, Amico K R, Liu A Y, et al.Symptoms, side effects and adherence in the iPrEx open–label extension [J] . Clin Infect Dis, 2016, 62 (9): 1172–1177.

[45]Gottlieb M S. Pneumocystis pneumonia—Los Angeles.1981 [J] .Am J Public Health, 2006, 96 (6): 980–981.

[46]Graf M, Shao Y, Zhao Q, et al. Cloning and characterization of a virtually full–length HIV type 1 genome from a subtype B' –Thai strain representing the most prevalent B–clade isolate in China [J] . AIDS Res Hum Retroviruses, 1998, 14 (3): 285–288.

[47]Izzedine H, Isnard–Bagnis C, Hulot J S, et al. Renal safety of tenofovir in HIV treatment–experienced patients [J] .AIDS, 2004, 18 (7): 1074–1076.

[48]Liu A Y, Cohen S E, Vittinghoff E, et al. Preexposure prophylaxis for HIV infection integrated with municipal–and community–based sexual health services [J] . JAMA Intern Med, 2016, 176 (1): 75–84.

[49]Liu J, Zhang C Y. Phylogeographic analyses reveal a crucial role of Xinjiang in HIV–1 CRF07_BC and HCV 3a transmissions in Asia [J] . PLoS One, 2011, 6 (8): e23347.

[50]Marrazzo J M, Ramjee G, Richardson B A, et al.Tenofovir–based preexposure prophylaxis for HIV infection among African women [J] .N Engl J Med, 2015, 372 (6): 509–518.

[51]McCormack S, Dunn D T, Desai M, et al. Pre–exposure prophylaxis to prevent the acquisition of HIV–1 infection (PROUD) :effectiveness results from the pilot

phase of a pragmatic open-label randomised trial〔J〕.The Lancet, 2016, 387
（10013）: 53-60.

[52]McPherson T D, Sobieszczyk M E, Markowitz M.Cabotegravir in the treatment
and prevention of human immunodeficiency virus〔J〕.Expert Opin Investing
Drugs, 2018, 27（4）: 413-420.

[53]Mulligan K, Glidden D V, Anderson P L, et al. Effects of emtricitabine /tenofovir
on bone mineral density in HIV-negative persons in a randomized, double
blind, placebo-controlled trial〔J〕.Clin Infect Dis, 2015, 61（4）: 572-
580.

[54]Peeters M, Courgnaud V, Abela B, et al. Risk to human health from a plethora of
simian immunodeficiency viruses in primate bushmeat〔J〕. Emerg Infect Dis,
2002, 8（5）: 451-457.

[55]Piyasirisilp S, McCutchan F E, Carr J K, et al. A recent outbreak of human
immunodeficiency virus type 1 infection in southern China was initiated by two
highly homogeneous, geographically separated strains, circulating recombinant
form AE and a novel BC recombinant〔J〕. J Virol, 2000, 74（23）: 11286-
11295.

[56]Pozo-Balado M M, Rosado-Sánchez I, Méndez-Lagares G, et al. Maraviroc
contributes to the restoration of the homeostasis of regulatory T-cell subsets in
antiretroviral-naive HIV-infected subjects〔J〕. Clin Microbiol Infect, 2016,
22（5）: 461.e1-461.e5.

[57]Ryom L, Boesecke C, Bracchi M, et al. Highlights of the 2017 European AIDS
Clinical Society（EACS）Guidelines for the treatment of adult HIV-positive
persons version 9.0〔J〕. HIV Med, 2018, 19（5）: 309-315.

[58]Sharp P M, Hahn B H. Origins of HIV and the AIDS pandemic〔J〕. Cold Spring
Harb Perspect Med, 2011, 1（1）: a006841.

[59]Solomon M M, Lama J R, Glidden D V, et al. Changes in renal function
associated with oral emtricitabine /tenofovir disoproxil fumarate use for HIV pre-
exposure prophylaxis〔J〕.AIDS, 2014, 28（6）: 851-859.

[60]Su L, Graf M, Zhang Y, et al. Characterization of a virtually full-length human
immunodeficiency virus type 1 genome of a prevalent intersubtype（C/B'）

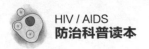

recombinant strain in China［J］. J Virol, 2000, 74（23）: 11367–11376.

[61]Thigpen M C, Kebaabetswe P M, Paxton L A, et al. Antiretroviral preexposure prophylaxis for heterosexual HIV transmission in Botswana［J］.N Engl J Med, 2012, 367（5）: 423–434.

[62]Torres T S, Luz P M, De Boni R B, et al. Factors associated with PrEP awareness according to age and willingness to use HIV prevention technologies: the 2017 online survey among MSM in Brazil［J］. AIDS Care, 2019, 31（10）: 1193–1202.

[63]Troya J, Bascuñana J. Safety and tolerability: current challenges to antiretroviral therapy for the long-term management of HIV infection［J］. AIDS Rev, 2016, 18（3）: 127–137.

[64]Yee K L, Sanchez R I, Auger P, et al. Evaluation of doravirine pharmacokinetics when switching from efavirenz to doravirine in healthy subjects［J］. Antimicrob Agents Chemother, 2017, 61（2）: e01757–16.

[65]Zheng Z W, Qiu J L, Gu J, et al. Preexposure prophylaxis comprehension and the certainty of willingness to use preexposure prophylaxis among men who have sex with men in China［J］. Int J STD AIDS, 2019, 30（1）: 4–11.

后记

随着《"健康中国2030"规划纲要》的深入实施，社会公众的健康防护意识逐渐增强，群众对艾滋病等重大传染疾病知识的需求日益增长，《HIV/AIDS防治科普读本》作为一本科普教育读物应运而生。本书立足于HIV/AIDS的流行病学和临床实际，面向高风险地区人群、高危因素人群、已确诊感染人群以及其他潜在人群，希望为帮助民众理解医学、提高国民素质贡献一份力量。

自1985年我国出现第一例AIDS病例以来，我国HIV/AIDS确诊病例数迅速增长，引起了国家卫生部门的高度重视。随着"四免一关怀"政策的落实，相关部门对部分困难人员免费提供抗病毒药物，对自愿接受艾滋病咨询和病毒检测的人员免费提供咨询和初筛检测，对已感染HIV的孕妇及时提供免费的母婴阻断药物以及婴儿检测试剂，为艾滋病遗孤提供免费义务教育。另外，从生活物资、扶助生产等方面进行关怀，避免感染者遭受不公平对待。2017年在《中国遏制与防治艾滋病"十二五"行动计划》目标实现的基础上开启《中国遏制与防治艾滋病"十三五"行动计划》，进一步推进艾滋病防控工作，切实维护广大人民群众身体健康。

2020年是联合国艾滋病规划署"三个90%"防治目标实现的最后一年，作为世界级人口大国，我国防治HIV/AIDS的负担不

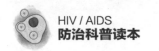
言而喻。四川大学华西临床医学院/华西医院作为中国西部疑难危急重症诊疗的国家级中心，始终肩负着维护广大人民群众身体健康的重任，坚持在普及科学知识、弘扬科学精神、传播科学思想、倡导科学方法等领域发挥引领作用。因此，带着服务人民、抓好HIV感染防治工作的初衷，充分利用自身教学、科研和临床实际相结合的优势，多位具有专业知识的医务工作者和来自教育教学领域的专家，经过多次讨论，最终敲定本书的基本思想和框架，以期准确传播可靠的疾病防治信息。

本书最终的完整呈现有赖于团队全体成员的勠力同心，他们的滴滴心血汇聚成一笔一画。其间经历的艰难困阻唯有他们知晓，其间收获的欢声笑语也唯有他们铭记。一次又一次的斟酌推敲，一遍又一遍的细心核对，终于，他们交出了满意的答卷。

在此，我们对于在本书编写、出版过程中，在医学专业知识、插画配图方面给予我们真挚帮助的诸位老师和学生们表达诚挚的谢意，感谢他们对于本书一丝不苟的编写态度，以及夙兴夜寐的无私付出。如若缺少了他们之中任何一员，这本书都无法完整具备科学性、严谨性、趣味性、普及性等诸多特点，是他们成就了这本《HIV/AIDS防治科普读本》。

120多年来，数代华西人在四川大学华西临床医学院/华西医院这片土壤夯实根基、不断耕耘，秉承着百年来"精英、精致、精品"的教育宗旨，以深厚的人文底蕴、顶尖的专业素养、国际化的视野为全国培育了一批又一批三基扎实、素质过硬的精尖人才。"双一流"学科建设为人才培养带来了新机遇和新要求，四川大学华西临床医学院/华西医院遵循着"厚德精业，求实创新"的院训，为对医学满怀一腔热血的莘莘学子搭建更为顶尖、与国际接轨的学习平台，提供更加优质的教学和科研资源。为此，我们也要向这些奋战在学生管理、教育、教学一线的老师表示感谢。

  医乃仁术，古人多劝有志青年，不为良相，便为良医。作为医者，既身着这一袭白衣，便以己为矛，无惧与病魔斗争；便精于专业，必将上下求索；便仁心不改，普救含灵之苦。"家国情怀、平民情感、休休有容、革故鼎新"，古往今来，医者无疆在于责任，在于担当，如同暗夜烛火，如同沙漠清泉，筑立栏罩，围绕堤坝，守护希望。大哉乾坤内，吾道长悠悠！